何裕民精准饮食抗癌智慧

畅销书《癌症只是慢性病：何裕民教授抗癌新视点》
《生了癌，怎么吃：何裕民教授饮食抗癌新视点》
著者最新力作

U0101362

生了乳腺癌，怎么吃

主　审：何裕民　主　编：孙丽红

编　委：蹇妮彤　洪　丽　朱秋媛

C⁀S K 湖南科学技术出版社·长沙

图书在版编目（ＣＩＰ）数据

何裕民精准饮食抗癌智慧. 生了乳腺癌，怎么吃 / 孙丽红
主编. — 长沙 ： 湖南科学技术出版社，2021.10（2024.7重印）

ISBN 978-7-5710-1257-1

Ⅰ. ①何… Ⅱ. ①孙… Ⅲ. ①乳腺癌－食物疗法Ⅳ.
①R273.059

中国版本图书馆 CIP 数据核字(2021)第 202798 号

何裕民精准饮食抗癌智慧

SHENG LE RUXIANAI, ZENME CHI

生了乳腺癌，怎么吃

主　　审：何裕民
主　　编：孙丽红
出 版 人：潘晓山
策划编辑：梅志洁
责任编辑：唐艳辉
出版发行：湖南科学技术出版社
社　　址：长沙市芙蓉中路一段 416 号泊富国际金融中心
网　　址：http://www.hnstp.com
邮购联系：0731-84375808
印　　刷：湖南省汇昌印务有限公司
　　　　　（印装质量问题请直接与本厂联系）
厂　　址：长沙市望城区丁字湾街道兴城社区
邮　　编：410299
版　　次：2021 年 10 月第 1 版
印　　次：2024 年 7 月第 3 次印刷
开　　本：880mm×1230mm　1/32
印　　张：6
字　　数：129 千字
书　　号：ISBN 978-7-5710-1257-1
定　　价：38.00 元

乳腺癌患者欲康复：别烦，睡好是关键

　　书桌上放着《生了乳腺癌，怎么吃》之样稿，翻阅后十分欣慰，想说几句。

　　该书主编孙丽红教授多年前带职攻读博士。她原本是医科大学医疗系毕业，当时已在上海中医药大学从事与饮食健康相关的教学工作，却醉心于肿瘤与饮食关系的深入研究，想进一步提升，所做的博士课题就是常见癌种与吃的关系。博士期间她开创性地进行了实证研究，得出了令人瞩目之结论，可以指导芸芸众生从治疗走向康复。博士毕业后便一直在从事营养学教学研究，同时在全国各地奔走，研究、讲学及科普，希望通过饮食调控来帮助芸芸众生防范肿瘤，远离癌症，更好康复。因为她从事这项工作时，关注者寥寥无几，又是属于实证性研究，等于补了国内相关研究之空白，故多年来一直是此领域的佼佼者、引领者，特别是她还致力于现代媒体（包括各地电视台等）的科普宣传，让普罗大众知晓相关知识的同时，也使她成为该领域之"网红"。

　　乳腺癌，是一个欲说还休、有说不完话的话题，尤其是本书所讨论的防范转移复发之类！我先谈谈本人最先所接受的关于乳腺癌之"教育"。

记得刚刚读书之际（20世纪70年代），老师讲到医学史时，特别提到乳腺癌是"帝国主义癌"（与此有"同等"待遇的还有肠癌等）。本人纳闷："癌还分社会主义、帝国主义？"下课便问老师。他回答说："虽历史上中国就有乳腺癌等，但很少见！""现这些病主要发生在欧美等发达国家！"他还补充说，大多是西方生活方式腐朽糜烂的因素所致……当时，不甚解其之意。等学识见长后始知，的确，欧美的乳腺癌的发病率大概是中国的4～5倍。当然，那是当时（20世纪80年代）的情景。时过境迁，乳腺癌现在也已是中国临床最常见的大癌种（仅次于肺癌），涉及患者众多，几乎周边时时都会碰到。就在这两天，就有好几个曾相识的女性朋友关心她（或者她朋友）的乳腺问题；或发现了乳腺有疑似难题。因此，人人都特别关注乳腺癌，故有了"粉红丝带"等全民性活动。

关于中国乳腺癌的发病率，不用多说，谁都知道，这些年来直线上升，而且是处在快速飙升的通道之上。幸哉！哀哉？难以定论！很显然，乳腺癌之快速飙升，促进因素是多方面的——饮食及膳食结构的快速变迁，生育方式截然不同，以及人们的生活压力剧增等。

笔者临床上诊疗过的乳腺癌患者最多。原因有二：其一，乳腺癌本来人群基数就大，我的乳腺癌患者群（是除肺癌群外）最大的，诊疗过6000多位姐妹；第二，乳腺癌患者特别认真、敏感，开始一有小恙，就反复找你，故更愿意或更勤于就诊的，是她们。6000多例患者中有各种类型——晚期的、"三阴的"、多发的、皮下/内脏转移的、溃烂的、发臭的，以及种种特殊类型的。作为一位关爱女性之医者，对她们深表同情和理解，也有丝丝无奈，丝丝惋惜，更常有悉心研究分析······因此，有一些话语权。

首先，有个现象必须引起重视：世界范围内乳腺癌患者的中位发病年龄①一般是 58 岁，而中国非常特殊，中国的乳腺癌患者中位年龄比世界平均年龄提前了整 10 岁，也就是 48 岁！可以说，中国女性平均较世界水平提前 10 岁被乳腺癌盯上了！换句话说，中国女性生乳腺癌，较世界水平年轻了 10 岁！这肯定不是好事情，值得反思！

我们还注意到：中国乳腺癌患者中，可进一步粗略地分出三大类型：

第一大类型是 30 多岁患上乳腺癌的。这是近些年来快速上升的亚型。典型的像上海复旦大学的于娟②，对此，关注乳腺癌的都很清楚。这也就是我们所说的"深圳 30 岁现象"。这些女性病前往往体质很好，一般不是基因问题，但往往好胜心强，拼命工作，有泪不轻弹，很想活出个人样来！然后，年轻时便拼命挣扎，顽强拼搏，且往往学历不低。通常 23～24 岁大学毕业，然后，拼命努力工作，工作了 6～7 年；或 8～9 年后，也许比较顺利，也许有种种坎坷，也许可能还有各种痛苦与挣扎等，或与社会氛围"水土不服"（如在深圳打拼的）。总之，种种因素促使她们"硬扛着"，或许，先有过内分泌失调

---

① 所谓中位发病年龄，医学专业术语是指 100 个患者中，按年龄顺序，从最小到最大顺着排，第 50 个人患者的年龄即是"中位发病年龄"。它可以大致提示发病平均年龄。

② 于娟是 10 年前因乳腺癌去世的一位患者，她是复旦大学的一位年轻学者，死时 30 多岁，临死前写了一本很值得一看的书——《此生未完成》，有诸多深刻感悟，不妨看看，对每个人都会有点启示意义。

等，或许，有的还伴有严重的失眠、焦躁等，但"轻伤不下火线"的信念让她们都扛过去了。终有一日，突然发现有病了，一查，懵了，居然是乳腺癌来"造访"了。笔者碰到的这类患者不计其数，怜香惜玉及哀叹之余，总多了几分惆怅及感慨，稍微有点健康常识，略微放缓一点节奏，或多些好友平素疏导，也许不至于如此！这一类型在我们看来，主要是因长期压力过重及拼命挣扎，难以宣泄及释放郁闷，导致体内激素严重失衡，内分泌严重失调。这类患者如能及时治疗，并改变活法，愈后效果很好。但她们必须改变生活方式及调整行为习惯，包括饮食等。

第二大类是主流类型，常见于40～50岁的女性，它在乳腺癌中占据主导，占60%左右。这一大类比较复杂，有多个亚型：既有与前者相似的（争强好胜不服输型）；也常见一些情绪素来极不稳定、谨小慎微，或情感细腻、敏感多疑的林黛玉型的，就像饰演林黛玉的电影明星陈晓旭。我早就提出：三种女人最容易生癌（财会、中小学老师、办公室中低管理人员），指的就是这一类。这类患者素来小心翼翼，长期睡眠不好，精神压力重，很多小事都看重，什么事都特别关注。我将其称为焦躁/抑郁/情绪不稳定型。这类患者重要的是稳定情绪，注意饮食，别烦，睡好！

第三大类型是60岁以上的乳腺癌患者，常没有任何前驱症状，偶尔发现有乳房结节，隔一段时间一查，结果是乳腺癌。这种类型也有些特点——往往体型偏胖，劳碌命，爱操持家务而焦躁，不是很注意饮食，残羹剩饭都一股脑儿装进肚子（往往为了节俭），并以家庭主妇为多，总认为子女在外拼搏不容易，能省吃俭用就尽可能省；爱唠叨，管闲事，性急躁，其实是内心缺乏安全感，心里不踏实。对此，饮食纠治的同时，调整性格（少管、放慢、糊涂）就十分重要。

乳腺癌患者大致可区分出这么三大类型，而乳腺癌变及造成伤害是个复杂的综合过程，既有基因问题，也有压力及生活方式问题，更有性格及情绪偏差等。

在笔者逾40年的几千例乳腺癌患者一线治疗过程中，在陪伴了数以千计女性们的康复历程中，有个深切体会：其实，乳腺癌患者的自我调控——包括释放压力，稳定情绪，改善睡眠，还涉及优化饮食等，往往对其病之康复具有巨大意义。

当今，乳腺癌的治疗方法很多，治疗手段越来越丰富，且乳腺癌的中医药治疗也进步很大。然而总体疗效虽有提升，但仍无法令人满意。究其原因，大致有四：第一，乳腺病变是由众多因素引发的，光靠单一疗法效果都不佳；特别是仅仅押注于现代新疗法的，往往顾此失彼，长期康复效果欠佳，必须强调综合治疗。第二，当今乳腺癌治疗中，过度倾向非常明显，宁可错杀，不愿放弃，已成定势。其实，所有疗法都有边界，绝非多多益善。笔者治疗中，太多医界人士自己生了乳腺癌，相对就谨慎多了，可谓反面教材。第三，综合治疗中，中医药本应是重点，但被忽略。在调控内分泌方面中医药素来有优势，民间口碑甚佳。而本质上乳腺癌基础病变就是内分泌失调。早在30～40年前，临床还没有靶向药等有效手段，仅手术化疗加中医药，也控制了大量的乳腺癌患者的病变，现大都已康复20～30年了。因此，妇科肿瘤（特别是乳腺癌）治疗中忽略中医药，是一大失误。第四，综合治疗除中医药外，也忽略了饮食、情绪、睡眠三个核心的调整：①学会优化及控制饮食，参照本书作者之方案，好好调整饮食，大有益处；②别烦；③睡好——不管哪种类型的乳腺癌患者，多多少少都存在着情绪敏感、焦虑、烦躁等特点，故要求"别烦"。为此，我们还针对乳腺癌等癌症患者开设正念疗法，颇有益处。而"别烦"是前提；"睡好"是结果，也是要求。

须知，良好睡眠对乳腺癌患者的意义不低于治疗药物。对此，在理解前述意义基础上有两招：本书作者孙丽红教授除研究针对性的饮食指南外，还特别关注患者睡眠问题，写有《睡得好 病不找》一书，同样好评如潮，可以找来看看，开卷有益；床边备一些助眠药，实在睡不着，偶尔吃点安眠药之类未尝不可。

讲到乳腺癌必须提及"三阴"问题，这是困扰患者的大问题。所谓乳腺癌"三阴"者，指的是癌组织免疫组化检查见雌激素受体（ER）、孕激素受体（PR）和原癌基因 Her-2 等均为阴性者。因为"三阴"者不建议用内分泌药治疗，没法用药，或不提倡用药，常被异化为"三阴者恶性程度更高，更容易转移复发"等坊间说法。此说法虽有一定文献支持，但反过来，也有文献支持"三阴"者通常对化疗等更敏感，疗效更好，中医药效果也不错。然而，由于社会定见之故，让"三阴"患者每每惶惶不可终日，这种不良情绪本身会劣化心境，恶化病情，冥冥中对其之转移复发，起着助纣为虐之功。这就形成了一个恶性怪圈。其实，临床上"三阴"患者是不少的，占整个乳腺癌患者的 10%～20%。数十年来临床，我们诊疗了数百例"三阴"患者，大都康复得很好，完全没有必要作茧自缚，忐忑不安。在我们看来，第一时间积极有序地接受治疗，再加上饮食、情绪等的长期调整，其康复不见得比一般乳腺癌患者更差，故大可不必为"三阴"而杞人忧天。但需要患者更长期的自我调整、优化生活方式等，扎好篱笆，做好防范工作。

40多年来，随着诊疗乳腺癌经历及经验之增多，也随着治疗方法手段的不断更新，在我们看来，发病第一时间进行综合/合理治疗的，几乎所有的乳腺癌患者都可走出困境，包括很多晚期（有几位伤口破溃、发臭）患者，借助合理/综合治疗，都康复得不错。只是相对康复周期漫长些。笔者分析了一些失败者，都有因可寻，且可破解，只要不是奄奄一息者，除非乱治，除非顽固地我行我素，不想改变者。而女性姐妹中，有很多是顽固且不愿自我改变的，对此，爱莫能助。

乳腺癌患者中有两类情况特别强调一下：第一类是年龄偏大的。有些年龄（如70～80岁）偏大的、有基础病（如心脏病、严重高血压等）的，自己不愿意手术，手术指征也不强的，主张保守治疗。我门诊保守治疗的这类乳腺癌患者不少，效果都是很好的。这是基于以下几个理由：①这个年龄段患者的整个身体机能（包括内分泌等）都已退化，促进乳腺癌进展的动力因素弱了。②存在着基础病，且很难说只是单纯乳腺癌，也许已转移，故术后逃不了创伤性化疗。一化疗，受不了；不化疗，开刀捅了"马蜂窝"，不行！有点得不偿失。当然，这要综合考虑患者的身体状态。第二类是年轻的。我讲的年轻，是指70岁以下的乳腺癌患者，身体素质还可以，通过保守方法来控制是比较难的。尽管现有观点主张把乳腺原位癌剔除出必须手术的范围（认为原位癌死亡率很低），但依据中国的国情，一旦患者知晓自己患了乳腺癌，这个就难以控制了；因为压力是促进癌发展之动力。我曾经骂哭过很多女性，初期十分固执——"我就不开刀""我就想保乳""我就不想治疗……"想靠自己的意志战胜乳腺癌。结果，陈晓旭就是典型！很多这类患者最后被我骂加劝地接受了中西医结合治疗，康复得很好！所以，年轻的乳腺癌患者，一旦已经自我知晓了，一定主张中西医结合，该手术还得手术。因为，一旦自我知晓患癌，情绪肯定受影响，乳腺癌是受内分泌调控及影响的：情绪→内分泌失调→肿瘤发展，这是规律。

当然，对中青年的乳腺癌疑似患者，检查后我会积极鼓励保守治疗。但必须每隔3～5个月检测1次；定期中西医保守治疗；轻易不做穿刺——穿刺就两个结果：穿到了，必须手术，没有讨价还价；穿不到，不能排除没有原位癌，何必呢！我自认为最大的成就不是说治好了多少患者，而是手术刀下保全了几十个乳腺癌可疑患者的乳房，包括让数百例前列腺癌、甲状腺癌、原发性肺腺癌的即将手术者以观察追踪方式，渡过了手术关。因为心中有底，有些患者只是属于惰性癌变，这种情况在严密观察及积极干预下，完全可以保守方法处理。即使不行，再手术也可以。此时，一是要让患者从容、宽心。因为放宽心，释放压力，悠闲活着，就是一种治疗，也是相当积极的治疗。而压力及恶性情绪，一定会导致乳腺癌（也包括其他癌种）的发展。

关于乳腺癌原位，世界新共识是不太主张手术的。这是一个正确且有益的认识。我们最近应邀发表了一篇相应的论文——《惰性癌变的医学干预》，临床上有许多惰性癌变，动不动就开刀等创伤性干预，其实这并非最佳对策。但此时你如果没有一个强大内心，没有好好的精神意识来支撑的话，我还是建议你不如开刀算了，因为压力会导致其病变从原位的逐渐进展成为浸润性的。而对于浸润性乳腺癌，手术是首选的治疗方式。

乳腺癌现在是世界医学界常常用来"炫耀"的癌——因为5年、15年生存率都很高。早在十多年前，美国的一份权威资料就提示，发现时没有转移的乳腺癌患者，5年生存率超过90％，15年生存率达到87％；有转移的15年生存率也可以达到82％，这个概率是很高的。国内水平虽有差距，但也正在缩小之中。有资料表明，上海乳腺癌的5年生存率早就超过80％。因此，女性姐妹们，应该把乳腺癌看作是上帝对你的一次考验，是在你人生履历中所设置的一个门槛，勇敢地跨过去，后面的生活历程也许更精彩。须知，宋美龄就是乳腺癌患者，在那个时候（四五十年前），她生了癌，而最后，她通透优雅地活到了106岁！

唠唠叨叨说了这么多，还是言归正传，乳腺癌患者必须控制好饮食，尽可能别烦，争取睡好！孙丽红教授还有一本书——《睡得好　病不找》，大家可以找来看看。因为孙丽红教授是女性的良师益友，这两本书对乳腺癌患者来说，是葵花宝典，一定会帮女性姐妹们走出困境的。

上海中医药大学教授、博士生导师
中华医学会心身医学分会前任会长　何裕民
中国健诺思医学研究院创始人
2021年6月15日

前　言

　　笔者博士期间，在上海中医药大学博士生导师何裕民教授（即本书的主审）的指导下，进行了数千例癌症与饮食关系的研究，得出了很多有意义的结论。近年来笔者及导师进行了200多场"生了癌，怎么吃"的饮食抗癌讲座，场场爆满，并先后在全国多家电视台讲解肿瘤的科学饮食，收视率一直领先，在坚实的研究背景之下，同时在广大患者的积极支持下，于2012年6月出版发行了《生了癌，怎么吃：何裕民教授饮食抗癌新视点》。

　　《生了癌，怎么吃：何裕民教授饮食抗癌新视点》自第一版发行以来，广受好评，发行量屡创新高。此书被中国书刊发行业协会评为"2012—2013年度全行业优秀畅销书"，被中国图书商报评为"2012年度畅销书"，荣获出版商务周报评定的2012年风云图书"年度风云生活书提名奖"。所受欢迎程度远远超出了笔者的想象和预估，也确立了此书在中国民众饮食防控癌症中的历史性地位。

　　2015年笔者在何裕民教授的指导下对第一版进行了修订，充实了许多新的观点、数据、资料和实例等。很多患者采纳对应的食疗方后，效果甚好，在受益的同时，与他人分享自己的心得体会，很大程度上对推广中医食疗药膳文化，起到了积极的作用。

近几年不断有读者和肿瘤患者及家属提出，希望我们在《生了癌，怎么吃：何裕民教授饮食抗癌新视点》的基础上，推出专门针对具体癌种饮食疗法的书籍，使得不同肿瘤患者都能更加详细地了解该肿瘤的饮食原则和食疗法。

应出版社、广大读者和患者的要求，本书编写组在多年对癌症与饮食理论和实践研究的基础上，在何裕民教授指导下，从患者需求角度出发，结合现代营养与中医食疗、基础研究报道与临床案例等多方面内容，在出版社和广大患者及朋友的大力支持下，精心研发及编撰，始成现稿。

乳腺癌是目前世界上女性最常见的癌症。而在乳腺癌的发生、发展过程中，饮食因素发挥着重要的作用。临床中，很多患者生了乳腺癌之后，不知道该如何调理饮食，存在很多认识误区，且常常好心办成坏事，由此而引发的悲剧不胜枚举。因此，乳腺癌患者迫切需要得到权威、科学、实用且针对性强的饮食指导，帮助她们改变旧的习俗、观念和吃法等，建立良好的饮食模式及行为习惯等。

本书从乳腺癌的"嵒"字说起，指出会不会吃是关键，向读者呈现了最新的乳腺癌与饮食关系的权威结论，并向读者介绍了抗乳腺癌的有益食物，同时列举了导致乳腺癌的饮食危险因素。从现代营养学研究、临床流行学、中医饮食调理原则与方法技巧等角度，提出了乳腺癌的饮食宜忌，并对患者常见的饮食误区进行了辨析。针对患者手术、放化疗期不同的症状，肿瘤出现转移以及康复期等，分别给出了个性化的精准营养疗法方案，给患者更具体、更详细的饮食指导，帮助其康复。最后，希望本书能够贴近生活，使患者对饮食防控乳腺癌的认识得到升华。在传递丰富新知的同时，深化人们对癌症与饮食的全新认识。

通过本书，相信能给广大乳腺癌患者在饮食方案的选择上提供有力的指导及帮助，也希望广大患者能够更新观念，正确、合理地安排饮食，改变错误认识，从而促使早日康复。

关于《生了癌，怎么吃：何裕民教授饮食抗癌新视点》系列书籍之所以会受到如此多的好评和荣誉，以及本书的完成等，很大程度都是得益于广大患者的支持！在此，对所有给予我帮助的癌症患者和广大读者表示衷心的感谢！感谢何裕民教授在本书编写过程中给予的大力支持和细心指导！感谢在本书编写过程中给予帮助的各位朋友！

孙丽红

2021 年 6 月

目 录

三　抗乳腺癌的有益食物 / 028

乳腺癌：女性健康杀手

乳腺癌已陪伴人类数千年之久，而且古人很早就认识到这个疾病，并对其症状加以描述。现如今，乳腺癌是世界上女性最常见的癌症。发病率如此之高，与膳食不合理有很大的关系。高动物蛋白、高糖/高脂肪饮食、加工肉等都可能是乳腺癌的危险因素。

因此，防治乳腺癌，要学会科学饮食！

从"嵒"字说起

中医学很早就有关于癌瘤的记载。如我国现存最早的医籍《黄帝内经》中就记载了大量的癌瘤类疾病，并分别加以命名，如"癥瘕""积聚""噎膈""乳岩"等，总计有数十种之多。

汉代医学家刘熙指出："嵒，肿也，凸凹起伏如山岩不平者，谓之嵒。"对于乳腺癌的描述，宋朝起，称作"奶嵒"，又作"奶岩"，取其乳房出现质硬如凹凸不平的岩石块状之意。后加了"疒"字头，而有癌字。

南宋杨士瀛著《仁斋直指附遗方论》中则记载了癌的症状："癌者，上高下深，岩穴之状，颗颗累垂，裂如瞽眼，其中带青，由是簇头，各露一舌，毒根深藏，穿孔通里，男则多发于腹，女则多发于乳，或项或肩或臂，外证令人昏迷。"

可见，乳腺癌已经陪伴了人类数千年之久，而且古人很早就认识到这个疾病，并对其症状加以描述，与现在人们对乳腺癌的描述，有相通之处。

全球第一大癌

现如今，乳腺癌是世界上女性最常见的癌症。随着工业化和城市化的进程，以及早期检查的大量开展，世界范围内乳腺癌发生率正在快速增加。可以说，乳腺癌是现在城市女性最致命的"健康杀手"之一。

据国际癌症研究机构（IARC）发布的2020年全球最新癌症负担数据显示，全球乳腺癌新发病例高达226万，乳腺癌已超越肺癌，成为全球第一大癌。而乳腺癌也成为2020年全球女性死亡人数最多的肿瘤（图1、图2）。

我国乳腺癌的发病人数也令人触目惊心。2020年中国新发乳腺癌42万例，乳腺癌已成为中国女性新发病例数最高的肿瘤，死亡人数处于癌症死亡人数的第四位。

上海民生中医门诊部是1994年成立的中医药治疗肿瘤机构，每年接受不少患者求治。在所治疗的患者中，乳腺癌患者也人数较多。2013—2021年该机构接受癌症患者求治近4万

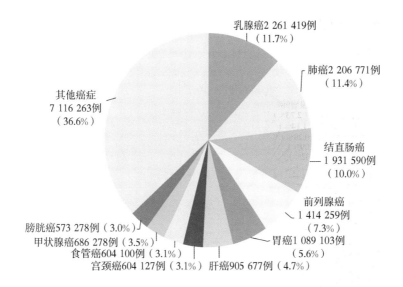

图 1 2020 年全球癌症估计新发病例

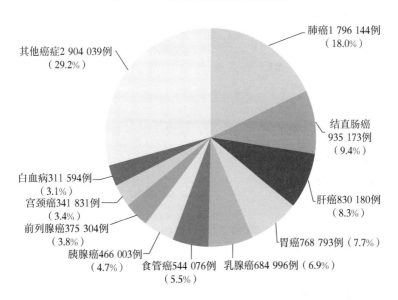

图 2 2020 年全球癌症估计新发死亡病例

数据来源：刘宗超，李哲轩，张阳，等. 2020 全球癌症统计报告解读［J］. 肿瘤综合治疗电子杂志，2021，7（02）：1 - 14.

例，其中乳腺癌患者 4812 例，占总癌症患者人数的 12% 左右（图 3）。

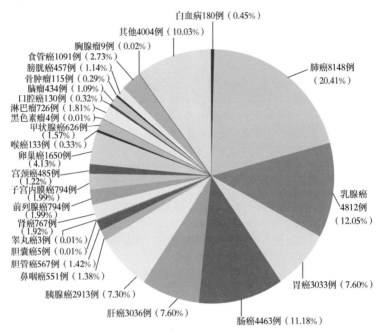

图3　2013—2021年上海民生中医门诊部癌症患者病例分布情况

发病率、死亡率如此之高，以致于很多女性是"谈乳腺癌色变"。那么，乳腺癌的发病到底与哪些因素有关？究竟如何才能加以防范呢？

 为什么发病率会如此之高

据目前研究认为，超重和肥胖、饮酒、雌激素和孕激素替代疗法、膳食不合理和生育行为等因素都与乳腺癌的发生密切相关。

有研究认为，对于绝经后女性，超重或肥胖是乳腺癌的高危因素。美国护士健康队列研究表明，从 18 岁开始，与保持体重不变者相比，体重增加＞25 千克的女性，乳腺癌的发病风险增加。此外，从绝经期开始，与保持体重不变者相比，减轻体重＞10 千克的女性，能明显降低乳腺癌的发病率。美国的研究发现，对比持续增加体重之女性，保持体重的女性和减少 5％体重的女性，可以降低 25％～40％的绝经后乳腺癌之风险。也有研究表明，对于所有年龄＞35 岁的女性，降低体重均能减少乳腺癌之风险。同时，降低和控制体重还可以减少患糖尿病、心脑血管疾病和脂肪肝等疾病的风险。

研究认为，肥胖对癌症的作用是多方面的，其中之一是多余脂肪会影响人体激素平衡。研究显示，脂肪细胞能释放雌激素，增加女性肥胖者患乳腺癌的风险。美国癌症中心报告显示，腰部以上特别肥胖的女性患乳腺癌的可能性要高出正常女性的 4～6 倍。研究认为，腹部脂肪细胞会促使人体产生生长激素，而这正是诱发多种癌症的关键所在。

饮酒对乳腺癌的影响也得到一些研究证实。有研究显示，饮酒与乳腺癌风险是剂量相关性的，每天每多喝 1 杯酒（如 250 毫升 4％浓度的啤酒），患乳腺癌的风险就会增加 7％～10％。而美国护士健康研究则表明，一天喝 1000 毫升啤酒的女性较不喝酒的女性，患乳腺癌的风险上升了 15％；一周至少喝 6750 毫升啤酒的女性，患乳腺癌的风险则上升了 51％。此外，有研究表明，偶尔一次饮用大量酒精也会增加乳腺癌的风险。因此，无论何种方式的饮酒，均可以提高女性患乳腺癌的风险。而研究还表明，如果要将乳腺癌的危险性降到最低，每周应该有 2 天不饮酒。

另外，生育行为也会影响乳腺癌的发生。研究表明，初产期在 22 岁以前的女性，比从未生产或初产期在 35 岁以后的女性，患乳腺癌的风险降低了一半。此外，有研究发现，初次生育之后的 3 年内为乳腺癌的高发期；此后，相当长时间内患乳腺癌的风险较低。因此，可以说在达到法定结婚年龄以后尽早结婚、生育，不仅是优生优育及保证高质量胎儿的要求之一，而且也可以降低乳腺癌的发生率，可谓是一举多得。

母乳喂养在乳腺癌的防控中也发挥着积极的作用。一项包括 30 个国家 147 275 名女性的大型荟萃分析，发现曾经母乳喂养的经产妇比从未母乳喂养的女性，患乳腺癌的风险降低；且与母乳喂养的时间成比例。每进行 12 个月的母乳喂养，患乳腺癌风险就会降低 4.3%。此外，每多生一胎，风险则降低 7.0%。目前，很多医院已对母乳喂养进行了大量的宣教工作，母乳喂养的好处已经得到了广泛的认同，母乳喂养能降低患乳腺癌的风险，也应得到大家的认同并践行。

由此可见，乳腺癌的发生，后天因素影响很大，减少或杜绝这些不良因素，很大程度上会减少乳腺癌的发生。

多因素催化了城市女性之高发

有报道显示，在乳腺癌的发病中，城市女性乳腺癌发病率高于农村地区。笔者的导师何裕民教授临床诊治数千例乳腺癌患者，认为城市女性之所以容易患乳腺癌，与城市女性饮食不健康、长期工作压力大、生活不规律、晨昏颠倒、晚婚晚育等因素有关。

近年来，世界卫生组织（WHO）对影响人类健康的众多因素进行评估，结果表明：膳食对人类健康的影响仅次于遗传因素。

近年来我国同许多发展中国家一样，受西方发达国家饮食习惯的影响，膳食中高脂肪高蛋白食物较多，尤其以城市地区人群更为显著。如城市人群动物性食物摄入较多，膳食中脂肪比例较高。而脂肪一直被认为是乳腺癌的主要膳食危险因素，这主要与高脂饮食引起体重增加导致肥胖，而肥胖往往伴随着人体内雌激素水平之上升，同时，导致激素依赖性乳腺癌的高发生率及快速发展等有关。

2019 年 5 月在芝加哥举行的美国临床肿瘤学会（ASCO）年会上公布的一份报告称，一项大型研究表明，低脂饮食对乳腺癌有预防作用。研究人员发现，食用低脂肪食物会使女性死于乳腺癌的风险降低 21%。更重要的是，低脂肪饮食的女性死于任何原因的风险降低了 15%。

另外，工作和生活压力大、生活不规律也对乳腺癌的发生有影响。大城市竞争剧烈，生活节奏快，一些女性为谋求发展而拼命工作。这种极度亢奋、压力山大之心身状态，极易造成机体内环境、微环境紊乱，自然是癌症发展的"温床"。这也进一步解释了为什么大城市女性更容易发生乳腺癌。

越来越多的研究证实：生存、精神压力与许多疾病相关。有研究者回顾性分析了荷兰大规模前瞻性调查研究，发现生存压力大与患恶性肿瘤的总危险性相关，其中与乳腺癌发病危险关系更加密切。在日本人群中开展的前瞻性研究，评估生存压力与乳腺癌发病危险性之间的关系，发现"感觉生活有意义"及"行事果断"可显著降低乳腺癌发病的危险性。国内有研究发现，自评生存压力较大的人群罹患乳腺癌的风险增加，且压力越大，乳腺癌风险越高。

何裕民教授还发现了中国乳腺癌患者的"深圳 30 岁"现象，进一步佐证了压力与乳腺癌高发的内在关联性（详见本书第 106～109 页）。

而为了事业拼搏的城市女性，婚育年龄推后，甚至不婚不育的现象在大城市也越来越普遍。根据前述可知，达到法定结婚年龄以后尽早结婚、生育，有助于降低乳腺癌的发生率。

精神压力大可以导致多种精神疾病及心身疾病。尽管很难用客观的方法来评价心理健康对患乳腺癌的风险之降低作用，但是精神压力和诸多慢性疾病息息相关之事实，却是毋庸置疑的。因此，善于随时释放压力，调节自身心理状况，保持心情愉悦，避免长期压力过大，正是目前健康生活方式中不可或缺的部分。

会不会吃是关键

在乳腺癌发生发展的诸多因素中，饮食不合理是重要的影响因素，也是发达国家和大城市女性乳腺癌发病更高的原因之一。高动物蛋白、高糖/高脂肪饮食、加工肉类等都可能是乳腺癌的危险因素，而多吃蔬菜水果，有助于防治乳腺癌。何裕民教授常说的早先被"熏陶"的"乳腺癌是帝国主义病"，其实就暗合着这些机制（动物性食物食用过多引起的问题）。

大量的证据表明，雌激素水平是乳腺癌发病危险影响因素中的决定性因子。雌激素不仅直接参与癌症发病及发展过程，也往往会提示有在乳腺癌危险中发挥作用的其他雌性激素的存在。雌激素和相关激素水平升高，实际上是过多摄入高动物蛋白、高糖、高脂肪、低膳食纤维的传统西方膳食的结果。

高脂肪膳食之所以能诱导乳腺癌的发生，是因为高脂肪能影响雄激素、雌激素与催乳激素之间的代谢。这些激素的代谢紊乱，则促进了乳腺癌的发生及发展。例如，高脂肪膳食，会使血中的催乳激素增加，这一增加改变了催乳激素和雌激素的比例，从而增加了乳腺癌发生的概率。

如有研究发现，移居美国的日本人改用美国的饮食后，乳腺癌的发病率随之明显升高，逐渐与美国人发病水平接近。也有研究报道，中国人到欧美国家后，饮食结构和方式逐渐和当地人趋同后，乳腺癌的发病率也开始接近于欧美国家。比较一下中国、日本和美国的饮食差异，不难了解食物谱与疾病谱的对应关系。相对于美国，中国、日本、韩国等都是以植物性食物为主的国家。因此，高脂肪、高糖和高蛋白的西方膳食结构，是导致乳腺癌发病率升高的主要因素。

而城市女性往往更加偏好脂肪类食物，脂肪类食物能量高，也是引起超重和肥胖的因素之一。而有研究发现，通过改变乳腺癌患者的饮食结构，将高脂肪食物的比重控制在总能量的 20% 左右，可以延长绝经后患者的生存期，改善预后。

事实上，经济越发达的国家，肉类在膳食中所占的比例越大。然而，已有越来越多的研究证实：肉类消费，尤其是猪、牛、羊等红肉及其制品，有可能增加癌症（包括乳腺癌）发生的风险。研究认为，过多地食用红肉会导致乳腺癌、结直肠癌、前列腺癌等癌症的发生。有研究显示，每天多吃 100 克红肉，乳腺癌的风险将会增加 4％，且每天多吃 30 克加工肉类，乳腺癌的风险会增加 3％。

我们多年的肿瘤临床治疗经验也发现，由于近些年来，人们生活水平不断提高，餐桌上的动物性食物越来越丰盛。尤其是城市地区，有不少乳腺癌患者存在发病前喜欢食用动物性食物，体重超重甚至肥胖等现象。

不仅如此，我们发现，临床上有的乳腺癌患者在肿瘤康复期往往"放飞自我"，管不住嘴，高能量、高脂肪食物吃得过多，补得过多，往往出现补没"速成"，反倒肿瘤指标异常，或者出现严重不良后果的现象。而如果遵循我们的合理膳食建议，通过中药辨证论治，同时加强食疗配合，往往可在乳腺癌的治疗和康复中取得令人满意之效果。

而研究发现，长期吃蔬菜、水果可降低一些上皮细胞来源的癌症，如乳腺癌、口腔癌、结肠癌、直肠癌和肺癌等。蔬菜、水果因含丰富的膳食纤维、维生素、矿物质和植物化学物质等作为保护因子，可以减少乳腺癌的发生，特别是对于绝经前妇女，也包括具有乳腺癌家族史的妇女。

Bao 等研究发现：总蔬菜摄入量与乳腺癌发生呈负相关，葱属类蔬菜的摄入有助于降低乳腺癌发生之风险。针对水果的研究显示：柑橘类水果和蔷薇科果实的摄入量与患乳腺癌风险呈负相关，也就是说，这类食物吃得越多，相关癌症（特别是乳腺癌）发病率越低。研究显示，蔬菜、水果摄入频率高（每周 3 次以上）为乳腺癌的保护因素，且随着蔬菜、水果摄入频率的增加，患乳腺癌的危险性降低。也有研究报道，成年后饮食结构中蔬菜含量少的妇女发生乳腺癌的危险性增加，如果将摄入食物中的纤维素含量增加到每天 20 克，发生乳腺癌的风险将降低 15%。

这一切，均有力地印证了古今贤哲有关"吃出来的癌症""寓医于食"的睿智论断。

因此，管住嘴，控制动物性食物的摄入，多吃蔬果，是防范乳腺癌的重要措施。

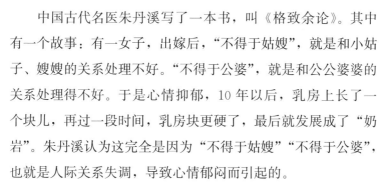

抑郁、较真、过分追求完美者，易生癌

中国古代名医朱丹溪写了一本书，叫《格致余论》。其中有一个故事：有一女子，出嫁后，"不得于姑嫂"，就是和小姑子、嫂嫂的关系处理不好。"不得于公婆"，就是和公公婆婆的关系处理得不好。于是心情抑郁，10 年以后，乳房上长了一个块儿，再过一段时间，乳房块更硬了，最后就发展成了"奶岩"。朱丹溪认为这完全是因为"不得于姑嫂""不得于公婆"，也就是人际关系失调，导致心情郁闷而引起的。

何裕民教授曾写过一本书：《千万别做"好女人"：女性防癌抗癌新主张》。何教授 40 年的肿瘤临床实践中注意到一个现象，就是城市里的女性癌症患者，绝大多数都是好女人。相对来说，城市里的职业女性，有一批人特别容易生癌。哪些人呢？首先是财务、会计、审计、人事、统计等职业女性；其次，是中小学老师；再次，是办公室或企业的中级管理人员。

上述这些工作，需要非常认真的工作态度，不能出差错。

像财务工作，一出差错就是大问题；像中小学老师要管好学生，学生出了问题也是大问题；像办公室中级管理人员，既有高层管理监督，又要管理下属，但是她们的工作成效，又不和她们的努力成正比。这就导致她们养成了一种一丝不苟、非常谨慎、压抑自我、追求完美主义的习惯。

所以，她们对于小事非常认真，很容易情绪波动。这就极易导致她们的内分泌和自主神经系统紊乱，所以容易生乳腺癌、卵巢癌、肺癌和甲状腺癌。

何教授曾说起这样一个例子：有个人找他看病，她在银行工作，患了乳腺癌。本来乳腺病已经控制得很好，可她总说腰酸背痛。她说："我一回到家，看到家里地板上有一点灰尘，就要骂人，自己就要拖地。我一看见有灰尘，就心里难受。我这种习惯改不了，我必须把它擦干净，心里才舒服。我知道这样不好，但是我有强迫症。"何教授告诉她："这就是过于追求完美、太过认真的恶果。你生乳腺癌和腰痛都和此习惯有关系。当然腰痛不是乳腺癌的转移，你生乳腺癌却是长期吹毛求疵的结果。你把小问题看得很重，所以，神经系统的弦始终都绷得紧紧的，内分泌就紊乱了。所以，靶器官也受不了了。"

所以，女性朋友，别绷得太紧，学会放松自己，别过于追求完美，放过自己，是防治乳腺癌，保持健康的必修课。

东西方共识：食物就是最好的药物

中医学自古就有"药食同源"的理论，"食医"与"食疗"是中国对西方"我们应该以食物为药，饮食就是你首选的医疗方式"的最好体认。WHO前总干事就曾明确指出：在中国，如政府帮助国民很好地改善饮食，优化膳食结构，可以减少40％的癌症发病率和死亡率。

而且国内外的诸多研究共识，以及何裕民教授40多年的肿瘤临床和理论实践，也进一步证明：食物就是最好的药物。

可以说，意义非凡！

 先贤的慧见

东方：食疗不愈，然后命药

中医学自古就有"药食同源"的理论，很多中药就是食物的一部分。而作为食物的最大特点，就是适合机体需求，且无毒无害。

《黄帝内经》指出："大毒治病，十去其六；常毒治病，十去其七；小毒治病，十去其八；无毒治病，十去其九；谷肉果菜，食养尽之；无使过之，伤其正也。"《素问》云："虚则补之，药以祛之，食以随之。"这既指出了食疗的重要性，同时又精辟地论述了药物疗法与食疗的关系。

"君子有病，期先食以疗之；食疗不愈，然后命药。"以食为药，是中国传统医学一直以来秉承的医治之道。从古至今，中医学家均认为在治疗疾病时，应与食物相结合，无论是防病还是治病都应该先从饮食入手。

对于乳腺癌，西医认为治疗最好的方式是采用一些化学药物和放射性技术对癌细胞进行围剿，其弊端就是正常细胞也会遭受攻击。据我国对疾病的相关数据统计，发现因长期使用化学药物治疗最终导致不良反应的患者人数高达 250 万。因为长期使用抗生素或一些化学药物进行治疗，会使患者产生耐药性和面临自身免疫力下降的风险。

而中医治疗则强调扶正与祛邪并举，使用一些扶正的药食提高患者的免疫力，并注重食物在乳腺癌防治中的作用。如宋代窦材《扁鹊心书》云："救生汤，治一切痈疽发背，三十六种疗，二十种肿毒。女人乳痈，乳岩初起，姜葱发汗立愈。"所以，在中医治疗中选择使用一些食物来治疗疾病，往往就能起效。

可以说，"食医"与"食疗"是中国对西方"食物是最好的药物"的最好体认。"食疗"的提出凝聚着中华民族的智慧。今天，简便有效的食疗方法越来越受到人们的青睐，食疗让人们在享受中得到治疗的益处。

西方：Let food be the medicine

古希腊时期，迷信和带有宗教色彩的人们常把疾病归咎于众神或恶魔之缘故，认为这是一种惩罚世人的方式，而治愈则被认为是神的救赎。公元前 450—公元前 350 年，"西方医学之父"希波克拉底提出了采用科学的医术对疾病进行治疗，并建议人们在日常生活中正确地选择食物，以维持身体的平衡。

"我们应该以食物为药，饮食就是你首选的医疗方式。"——希波克拉底

"Let food be the medicine"（让食物成为您的良药），可见希波克拉底非常重视食物对于预防或治疗疾病的作用。

在第 17 届国际营养学大会上，来自全世界的 3000 多名营养学家经过热烈的讨论，一致支持"食物是最好的药物"的观点，这正是对希波克拉底"Let food be the medicine"的认可和回应。

当机体患癌，或者处于失调、偏颇或病后虚弱状态时，人们总是对药物寄予了过多的期望，有更多的依赖。但"是药三分毒"，合理的饮食对癌症患者的预后往往有更积极的作用。

爱尔兰知名饮食和健康博主、畅销书作者伯纳黛特·博汉（Bernadette Bohan）其实是一位两次患癌的幸存者。1988 年，33 岁的博汉被诊断出淋巴瘤，经过化疗后几乎治愈，但在 7 年后又被诊断出乳腺癌。第二次的癌症治疗让她感到绝望，因为博汉的身体已无法支撑她完成任何的治疗（包括化疗、放疗和手术）。

在一次偶然的机会中，博汉接触到希波克拉底"让食物成为您的良药"的理论，经过查阅大量的资料，她决定从饮食入手，改变平时的饮食习惯。她制定了一套属于自己的饮食方案，选择一些对治疗有帮助的食物，从而使身体机能正常运转起来。这一改变带给博汉惊人的效果，她挺过了6个月的化疗、25次放疗和一次大型手术。最关键的是，博汉的癌症至今没有复发。

可以说，合理的饮食就是医疗的手段，改善饮食营养，针对性地作出调整，可以消除许多疾病发生与发展的隐患，改变其可能的不利趋势，在辅助癌症治疗中也起到关键的作用。

因此，食物就是最好的药物！

WHO 前总干事陈冯富珍的告诫

因为这次新型冠状病毒的肆虐，让世人都了解了世界卫生组织（WHO）的重要性和 WHO 总干事谭德赛。而前任的 WHO 总干事陈冯富珍是中国香港人，她连任了两届，任职前她曾经是香港卫生署署长。当时，香港准备推行中药港计划。为此，她曾来上海访问。何裕民教授当时是上海中医药研究所所长，接待了陈冯富珍，两人交谈甚欢，且共同在东方明珠共进午餐，一起讨论很多问题。

在 WHO 总干事任上，陈冯富珍在 WHO 的莫斯科（2011）会议上非常明确地指出：如中国政府帮助国民很好地改善饮食，优化膳食结构，中国可以减少 40％的癌症发病率和死亡率。此言当时曾引起巨大反响！在中国，当时年癌症发病约 400 万、死亡约 250 万，这样一说，也就是可以减少 160 万人的生癌和减少近 100 万因癌而死亡的患者！这该有多么重大的意义呢！且无需大规模投资医院等，故此言一出，影响不小！

而这些当中，主要就包括乳腺癌在内！可不重视乎！

国内外研究共识

随着人们健康意识的不断提升，食物对健康的作用越来越得到关注和研究，人们开始广泛而深入地研究食物中的营养素以及植物化学物，关于它们与乳腺癌的关系，也取得了重要的研究成果。

营养素与乳腺癌

• 脂肪与乳腺癌

脂肪是人体维持正常代谢所必需的营养物质，但目前高脂肪饮食逐渐占据了人们的生活。据 WHO 2016 年公布的数据显示，全世界大约有 6.5 亿肥胖者。根据目前的趋势，预计到 2025 年，将有 27 亿成人体重超标。

超重和肥胖都会增加患多种疾病的风险，包括糖尿病、心脏病和某些癌症等。一项有 487 759 人群参与的饮食试验显示，当饮食中脂肪摄入量过高时，则伴随着癌症、心脏病、中风等疾病发生的增加。

追溯到 1970 年，高脂饮食就已被认为会增加乳腺癌的风险。后期的研究发现，这一机制来自于额外的脂肪细胞，这意味着体内会有更多的雌激素，而雌激素受体会对乳腺癌细胞产生积极的影响。另外，相对于臀部和大腿等部位，腰部过度肥胖也会增加患癌之风险。

人体内脂肪的大量堆积来自于平时的嘴"不把控"，胡吃海喝。欧洲研究人员很早就指出反式脂肪酸会增加乳腺癌的风险。研究显示，血液中反式脂肪酸含量高的女性比含量低的女性，患乳腺癌的风险高1倍。

因此，人们应该尽量减少含反式脂肪酸高的食物摄入，如快餐、奶茶、蛋糕等。

• 类胡萝卜素与乳腺癌

类胡萝卜素是一种脂溶性化合物，常见的类胡萝卜素有：α-胡萝卜素、β-胡萝卜素、γ-胡萝卜素、叶黄素、玉米黄质和番茄红素等。不同的类胡萝卜素在体内发挥不同的作用，如α-胡萝卜素、β-胡萝卜素和γ-胡萝卜素可在体内转化为人体所需的维生素A，控制细胞分化、提高机体免疫力，还可以通过抑制一些氧化物的活性，预防癌症转移。

基于类胡萝卜素抗细胞增殖和抗氧化的特性，类胡萝卜素被认为能起到预防和治疗癌症的作用。妇女健康倡议的一项报告指出，类胡萝卜素中的叶黄素和玉米黄质在体内能够减少癌细胞数量，抑制β-雌二醇的雌激素信号传导。与不常摄入类胡萝卜素的女性相比，常摄入类胡萝卜素的女性罹患乳腺癌的风险大约降低了20%。

除了预防、抑制乳腺癌的发生、转移以外，类胡萝卜素在保护视力、心血管方面也起到了很大的作用。研究表明，类胡萝卜素的摄入能够减少炎症发生，预防心脏病，还能防止动脉壁阻塞。

类胡萝卜素常存在于黄色、橙色的蔬果，以及深绿色的叶菜类蔬菜中。蔬菜如西蓝花、胡萝卜、南瓜、红薯、菠菜、油菜等；水果如橘子、橙子、枇杷等。

但何裕民教授一直告诫患者：虽然类胡萝卜素对人体是有好处的（包括很多其他维生素等），但进一步研究表明：不太主张运用大剂量人工合成的片剂。有不少资料表明：人工合成的类胡萝卜素等不仅对健康没有多大益处，甚至有可能导致皮肤发黄，并对心脏等产生一定的毒性作用。

因此，何教授建议患者，最好从天然食物中摄取类胡萝卜素。

● 维生素 D 与乳腺癌

维生素作为人类所需的营养素之一，在生命过程中发挥着重要的作用。维生素 D 是指一组脂溶性的类固醇。其中，包括维生素 D_2 和维生素 D_3。维生素 D 可以通过阳光、紫外线照射皮肤等而产生。

众所周知，维生素 D 能够帮助人体对钙的吸收，维持骨骼健康等。除此之外，维生素 D 还可提高人体的免疫力。

维生素 D 的缺乏会对健康带来诸多，甚至是严重之威胁。虽然无法直接证明维生素 D 的摄入能够预防乳腺癌的发生，但维生素 D 受体能够在体内控制乳房之分泌，并在钙转化中起着关键性作用，维生素 D 的摄入能够有效地控制乳腺细胞的生长。研究发现，维生素 D 在体内若呈现出低水平，将会增加女性患乳腺癌的风险。有研究报道称：高达 77％ 的女性在诊断出乳腺癌时缺乏维生素 D，而这是乳腺癌患者普遍存在的问题。

获取维生素 D 的有效方法包括多晒太阳、多吃富含维生素 D 的食物等。维生素 D 含量较高的食物，如鱼油、鱼类、蘑菇、豆腐、牛奶、酸奶和鸡蛋等。

维生素 C 与乳腺癌

维生素 C 又称抗坏血酸，是人们最为熟知的维生素之一。

维生素 C 是重要的抗氧化剂，能帮助去除体内一些有害物质，减少对机体的不良影响。维生素 C 对免疫系统能起到积极的保护作用。Nutrients 在 2017 年的一份报告中指出，维生素 C 可以利用氧化剂的特性来防止氧化应激，从而达到保护机体组织的免疫效果，减少炎症和降低各种疾病的发病率，包括癌症在内。

2018 年，美国的一项研究表明，长期摄入维生素 C 可降低乳腺癌复发的风险。报告中多年来跟踪调查 4877 例乳腺癌患者，发现每天坚持服用维生素 C 的患者比未服用的患者复发率低 22%。研究人员认为，摄取维生素 C 可以抑制乳腺癌细胞的活性，改变乳腺癌细胞的运动轨迹，诱导其凋亡，从而降低乳腺癌的生长速度等。

尽管维生素 C 对人体有诸多好处，但在某些情况下，大剂量服用维生素 C 也会产生一些潜在的副作用。研究表明，如一次口服 2 克以上维生素 C，可能会发生恶心、腹部痉挛、渗透性腹泻等症状。摄入大剂量维生素 C 还会促使铁负荷过度者发生铁的过度吸收，促进铁离子的助氧化作用。大量摄入维生素 C，随着草酸盐排出的增加，可能加快形成泌尿系结石；还可能造成对大剂量的依赖性。

其实，天然食物，如蔬菜和水果中就含有丰富的维生素C，而食用蔬果带来的健康益处，绝对不是人们现在吃单一的维生素片剂就可以得到的效果。人们需要完整的营养，而且建议尽量从天然、少经加工的食物中获取。

所以，建议每天摄入维生素C 100毫克。富含维生素C的食物，如樱桃、石榴、辣椒、猕猴桃、西蓝花、刺梨、草莓和柠檬等，则多多益善。

矿物质（镁）与乳腺癌

矿物质又称为无机盐，不同的矿物质在体内的代谢过程中都发挥着举足轻重的作用。

镁，作为人体重要的一种矿物质，在体内参与了600多种酶反应，参与体内营养物质、核酸的代谢等，对大脑、心脏及骨骼肌的功能发挥着重要的作用。

镁的摄入还与降低罹患某些癌症的风险有关，被认为可以当作保护剂。有调查报告显示，低镁饮食会影响绝经后女性的身体健康状况，进一步的研究发现，饮食中镁的摄入量与罹患乳腺癌的风险呈负相关。

根据世界癌症研究基金会的一项乳腺癌试验显示，罹患乳腺癌的患者体内普遍出现镁缺乏的营养问题。动物实验也显示，饮食中缺乏镁会增加60%罹患乳腺癌的风险。且研究表明：镁在乳腺癌发展的早期阶段具有保护作用，能有效预防乳腺癌的发生。这来源于镁在体内发挥的一系列作用——如维持基因组的稳定性，调节细胞的分化，抑制癌细胞增殖，最终使其凋亡等。

含镁多的食物多出现在一些绿叶蔬菜、坚果、豆类和粗粮、杂粮等之中。

· 膳食纤维与乳腺癌

膳食纤维主要存在于蔬菜、水果、全谷类和豆类等之中。无论是可溶性纤维，还是不可溶性纤维，均对健康起着良好的作用。

世界癌症研究基金会的癌症饮食指南中明确指出：高纤维饮食可以预防乳腺癌、卵巢癌和子宫内膜癌等的发生。据统计，膳食纤维摄入量最高的女性患乳腺癌的风险比膳食纤维摄入量最低的女性降低了 8%～13%。

因此，世界癌症研究基金会《肿瘤学年刊》的研究报告显示，多吃高纤维饮食（天然存在于蔬菜、全谷类、豆类和水果中）可保护女性免受乳腺癌的侵害。

雌激素、孕酮，还有胰岛素等的状态已被确认为是导致乳腺癌发生的危险因素，而膳食纤维可通过抑制胆道系统雌激素的分泌、控制血糖和改善胰岛素敏感性等来预防乳腺癌的发生。素食主义者的食物组成中，膳食纤维占据主导地位。而大量的研究发现，坚持素食的女性雌激素较低，其罹患乳腺癌的风险也较低。

总之，多吃膳食纤维能有效抑制和预防一些疾病（包括乳腺癌等）的发生。

膳食纤维存在于蔬菜、水果和富含碳水化合物的食物中，如海藻类、全谷类、菇类、根茎类和蔬菜水果类等之中。

植物化学物与乳腺癌

2009 年，世界癌症研究基金会和美国癌症研究所称："生活中的植物性食物可以预防全世界三分之一的癌症。"

植物性食物不仅含有人体所需要的六大营养素（水、蛋白质、脂肪、碳水化合物、维生素和矿物质），而且还含有很多植物化学物，如黄酮类、皂苷、多酚等。这些物质虽属于非营养素成分，但对健康却具有多方面益处，如抗癌、抗微生物、抗氧化、免疫调节和降低胆固醇等。而且，这些有益成分是动物性食物中不存在的。

几乎所有的蔬菜、水果中都含有类黄酮，含有类黄酮的食物是预防癌症很有效的植物性"药物"。大量的证据表明：类黄酮可有效地诱导细胞凋亡，减少细胞增殖，抑制癌细胞转移。许多流行病学研究结论指出：如果在饮食中增加特定的类黄酮化合物，可以降低一些癌症的患病风险。

• 水飞蓟素

水飞蓟素是从"乳蓟"中提取出来的抗氧化剂，近几年的研究发现，水飞蓟素可以有效地预防和减少化疗和放疗给患者带来的伤害。

研究发现，水飞蓟素可以通过抑制趋化因子受体 4（CXCR4）来阻止乳腺癌细胞的转移，通过阻断 MCF-7 人乳腺癌细胞中的信号通路，激活蛋白酶，抑制基质金属蛋白酶-9（MMP-9）而发挥抑癌作用。而此蛋白酶在乳腺癌细胞的侵袭和转移中扮演着重要的角色。

• 染料木黄酮

美国癌症研究所的研究人员称："在生活中多摄入大豆与降低罹患乳腺癌的风险有关。"其中染料木黄酮就是大豆中最有效的异黄酮。

大量的研究报道显示，染料木黄酮在多种癌症中都展现出强大的抗肿瘤作用，尤其在抑制乳腺癌和前列腺癌中最为明显。染料木黄酮能够抑制 MCF-7 人乳腺癌细胞的生长和增殖，促使癌细胞凋亡。当染料木黄酮进入体内后，可以通过调节体内的信号通路，干扰乳腺癌细胞的发展，达到抑制的效果。

此外，有研究发现，染料木黄酮除了能抑制癌细胞生长以外，还可以保护"BRCA1"（一种乳腺癌肿瘤抑制基因），该基因在自我预防中起关键作用。

含有染料木黄酮的食物，如大豆、豆浆、豆腐和咖啡等。

● **姜黄素**

姜黄素是一种天然的化合物。1815 年，美国哈佛大学生物研究所的研究人员将姜黄素从姜黄根茎中提取出来，这是第一次将姜黄的目光从"天然染料"转移至"抗癌"。

"抗癌"是姜黄素最主要的药理活性之一，在癌症的发展过程中起到抑制恶性细胞增殖等的作用。通过许多动物实验研究，姜黄素抑制肿瘤的功效已经得到反复证实，主要归因于姜黄素的抗氧化和抗炎等作用。

姜黄素在体内能够精准地"靶向"治疗肿瘤细胞，增加乳腺癌细胞对抗癌药物的敏感性，还能抑制乳腺癌干细胞（BCSC）的增殖，而 BCSC 是影响癌症复发的重要因素。

姜黄素的主要食物来源是姜黄根，日常饮食中可食用姜黄粉或者生姜等来获得姜黄素，咖喱中也含有大量的姜黄素。

世界癌症研究基金会的权威结论

世界癌症研究基金会是一个历史悠久的国际性联盟组织，致力于癌症预防和控制。世界癌症研究基金会组织与协调各成员机构的策略性研究，以便在全世界推广防癌意识，并资助与癌症相关的创新性的科学研究，同时提倡新的调控和防癌措施。

世界癌症研究基金会与美国癌症研究所在 1997 年共同发布了权威的《食物、营养、身体活动和癌症预防》指南。2007年发布了第二版指南。2018 年 7 月出版了第三份专家报告《饮食、营养、体育活动和癌症：全球视角》（以下简称第三版指南）。世界癌症研究基金会在第三版指南发布会上指出："此本书的出版是癌症预防科学领域的一个里程碑。"

该报告自 2007 年第二版权威指南发布后，对公众进行了全面评估与数据调查。发现遵守指南中建议的人数越多，一些特定癌症的发生和死亡的风险就会越低。

以下是第三版指南中关于食物与乳腺癌之间关系的部分报道。

● **有充分的证据表明：饮用含酒精的饮料会增加绝经前患乳腺癌的风险**

有数据显示，如果成年女性每天摄入 10 克（约 1 杯）酒精，将会比不饮酒的人增加 7％～10％罹患乳腺癌的风险。与其他器官相比，乳房似乎更容易受到酒精的影响。

有研究认为，酒精主要的致癌机制来源于乙醇，乙醇会抑制免疫系统对脱氧核糖核酸损伤的修复。除此之外，酒精还会导致雌激素水平上升（尤其是雌二醇和雌酮），较高的雌激素水平会增加罹患乳腺癌的风险。尽管酒精的代谢过程主要在肝脏中产生，但是乳房也具有代谢乙醇的能力，所以罹患疾病的风险较大。

我们临床中诊治的乳腺癌患者中，患病前过量饮酒的不在少数，也进一步说明了酒精对乳腺的影响。

● 整个成年期超重或肥胖会增加绝经后患乳腺癌的风险

研究认为，脂肪细胞会产生雌激素，过多的脂肪细胞意味着体内将会分泌更多的雌激素，雌激素将会促进乳腺癌的发展，多余的脂肪细胞还会触发体内轻微炎症的发生，当炎症发生时，体内的免疫系统被自动激活，免疫系统的激活将会分泌蛋白质，最终会促成乳腺癌细胞的生长。

因此，维持健康的体重是保证健康和预防疾病（包括乳腺癌等）发生的关键。肥胖和超重不仅与乳腺癌的发生相关，也与许多慢性疾病的发生存在密切的关系。

● 有证据表明：食用非淀粉类蔬菜可能会降低患雌激素受体（ER）阴性乳腺癌的风险

蔬菜对身体的重要性是众所周知的。非淀粉类蔬菜主要指叶菜类、瓜茄类、豆类以及葱蒜类蔬菜等，如芦笋、西蓝花、卷心菜、菜花、芹菜、黄瓜、四季豆和大蒜等，这些蔬菜中含有丰富的膳食纤维、维生素和矿物质等成分。

第二版指南中已经证明：膳食纤维的摄入量与患乳腺癌的风险呈负相关。大量摄入膳食纤维可能会干扰结肠中雌激素的再吸收，降低体内雌激素的浓度，从而降低乳腺癌发生的可能性。

此外，蔬菜是多种抗氧化剂和植物化学物质的来源，它们可以通过诱导解毒酶，减少氧化应激和炎症等来预防癌症。

• 食用乳制品可能会降低绝经前患乳腺癌的风险

乳制品含有的钙、维生素 D 和一些生物活性成分，均具有抗癌作用。钙具有抗增殖特性，该特性可调节细胞增殖和分化等过程，抑制乳房组织分泌过量的雌激素，防止乳腺癌的发生。

但是值得注意的是，乳制品既具有促癌作用又具有抗癌作用，虽然其中的钙、维生素 D 对细胞增殖和分化和/或抑制肿瘤的发展有影响，但是乳制品中存在大量的脂肪、饱和脂肪和一些致癌污染物，这些危险因素却会增加罹患乳腺癌的风险。

三

抗乳腺癌的有益食物

生了乳腺癌之后，吃得科学对乳腺癌患者尤其重要，吃什么就成了很多乳腺癌患者和家属所关心的问题。

临床中，发现很多患者及其家属对食物认知有误区，或者跟风盲从，或是不知如何调配饮食。

那到底哪些食物对乳腺癌患者有益呢？笔者根据何裕民教授 40 多年的肿瘤临床实践经验，结合笔者多年的临床工作、营养教学、科研等感悟，以及国内外众多研究结论等，告诉患者该如何选择食物，帮助患者吃好，为患者治疗和康复助力！

谷　类

谷类在我国居民的日常饮食中占有非常重要的地位。正如《黄帝内经》所云："五谷为养，五果为助，五畜为益，五菜为充，气味合而服之，以补精益气。"就明确指出谷类是人们饮食的主要部分，对人们的健康具有积极的作用。

全谷类食物，包括全小麦、糙米、燕麦、荞麦、高粱、黑米、薏苡仁、玉米等。已有多项研究证实，多吃全谷类食物能减少癌症的发病率。

荷兰研究者发表在《国际癌症杂志》上的研究表明，食用包括全谷物、水果、蔬菜、鱼肉和坚果等在内的地中海式饮食，能降低女性患上绝经后乳腺癌的风险。

哈佛大学研究显示，每天摄取 3 份以上的全谷物可降低癌症死亡风险。

因此，建议在日常饮食中，增加全谷类食物，对防治乳腺癌有积极的意义。

薏苡仁：常用的药食两用品

薏苡仁，又名薏苡、薏米、薏仁、五谷米等，自古就是我国农作物的"元老"之一。《神农本草经》将其列为"上品"之药。

宋代大诗人苏东坡对薏苡仁是大为赞叹，有诗云：

不谓蓬荻姿，中有药与粮。春为米珠圆，炊作菰米香。

表达了诗人对薏苡仁的赞美之情。

中医学认为，薏苡仁具有利水渗湿、除痹消热、排脓、健脾止泻之功，临床上常用来治疗脾虚泄泻、筋脉拘挛、屈伸不利、肠痈等病证。

现代研究发现，临床应用薏苡仁配伍的煎剂，对晚期癌症患者有延长生命的效果，并发现给癌症患者腹腔注射薏苡仁丙酮提取物后，经腹水检查，癌细胞的原生质发生了显著变性。

有动物实验研究发现，薏苡仁含有的有效成分薏苡素，具有抗炎、镇痛、镇静等作用，对癌性疼痛及炎症反应等都有一定的缓解作用。

薏苡仁既是居家常用食材，也是临床抗癌中药方中常用之品。该品性味平和，微寒而不伤胃，益脾而不滋腻。常见膳食如薏苡仁炖鸡、薏苡仁炖排骨等，对肿瘤患者非常适宜。

薏苡仁可煮饭、熬粥、做羹等，如〔清〕龚应园在《三福丹书》称"薏苡仁粥补脾益胃"，经常食用薏苡仁粥，对患者放化疗后出现的白细胞减少、食欲不振、腹胀等，有较好的疗效。

对于腹水和水肿的患者，薏苡仁也有辅助治疗之效。可用薏苡仁、赤小豆、冬瓜皮煮汤食用。

对于身体虚弱、贫血的患者，可用薏苡仁 50 克、糯米 100 克、去核红枣 8 枚，共煮粥食用。

荞麦：富含纤维素、保护乳腺

荞麦，原产于中国，是重要的杂粮作物。

中医学认为，荞麦有开胃宽肠、消肿化湿、消积导滞、清热解毒的作用。

太平洋上的岛国斐济，是迄今发现的世界唯一的无癌国，该国被称为"长寿国"。研究后发现，斐济人不患癌症是因为有其独特的饮食习惯，喜吃荞麦、杏仁和杏干。荞麦中含有丰富的 B 族维生素以及微量元素硒，均具有一定的抗癌作用。

荞麦富含膳食纤维，其含量高于常见谷类。众多的研究一致认为，高纤维素饮食对乳腺癌有保护作用。并且，随着摄入量的增加，其保护作用越明显。澳大利亚科学研究所的试验表明，增加进食富含纤维素的食物，可使乳腺癌患病率降低 50%；坚持每天进食 30 克左右纤维素食物的女性，患乳腺癌概率最低；而每天进食少于 14 克纤维素食物的女性，患乳腺癌的比例则最高。

荞麦口感好，耐咀嚼，但不易消化。对于荞麦的吃法，从农书的记载来看，北方一般"磨而为面，摊作煎饼，配蒜而食，或作汤饼。"现如今，荞麦常用来制作面条、烙饼、杂粮粥和荞麦米饭等。经过加工后的荞麦面，虽口感不及小麦面，但其"滑细如粉"，在一些地区较受欢迎。

荞麦性凉，脾胃虚寒者不宜多食，以免消化不良。

藜麦：营养全面

藜麦原产于南美洲安第斯山区，是印加土著居民的主要传统食物。原先中国人对其了解较少，如今在国内也得到了广泛种植和推广。藜麦已经走进了寻常百姓家庭，被越来越多的人食用。

藜麦有个特点，一煮就发芽。藜麦煮成粥，碗里会飘着细细的芽，这其实是藜麦的胚芽，这也正是藜麦营养价值高的秘密所在。

藜麦的营养价值非常高，其蛋白质含量高达 14%，高于一般常吃的谷物，且其蛋白质含有人体所需的 8 种必需氨基酸，比例平衡。藜麦蛋白质质量也很高，可与奶类蛋白质媲美，吸收利用率较高。

除此之外，藜麦中还含有黄酮、多酚、不饱和脂肪酸等功能因子，具有抗氧化、降血脂、增强免疫力等作用，能降低一些慢性疾病的发生风险。

藜麦的防癌抗癌作用也值得人们关注。科学研究表明，癌症、衰老或其他疾病大都与过量自由基的产生有关联。而植物中存在的抗氧化剂酚类等物质，可作为自由基清除剂和还原剂，有助于减少氧化应激。有研究者通过分析饮食中添加藜麦种子后对血浆和氧化应激的影响，发现藜麦可以通过降低血浆中丙二醛和提高抗氧化酶的活性，提高机体抗氧化能力，从而起到防癌抗癌的作用。

平时在食用藜麦时，可以做藜麦饭、煮粥等，操作简便，是谷物中补充营养的佼佼者。

燕麦：抗乳腺癌、益寿

燕麦，又称莜麦，被认为是适合现代人经常食用的高营养价值谷物。

燕麦有极高的营养价值，燕麦粉的蛋白质含量比面粉、大米高。燕麦中尼克酸、叶酸、泛酸等都较丰富，燕麦中可溶性纤维素达4％～6％，是稻米、小麦的7倍左右。

流行病学调查研究显示，全谷物食品，如燕麦、荞麦等的摄入，与低身体质量指数（BMI）相关。因此，燕麦尤其适合于超重、肥胖等人群。

有研究表明，燕麦有降血压的作用。一项由88个患有轻、中度高血压的成年人组成的为期12周的随机对照实验发现，与42％吃低纤维麦片的受试者相比，73％吃燕麦餐的受试者，能够停止或减少一半的降压药物的摄入，对于那些没有减少药物的受试者，血压也明显降低。

一项长达10余年的研究表明，每天摄入3克燕麦葡聚糖不仅对高胆固醇患者有效，甚至也可降低血脂正常人群5％～

10％的低密度脂蛋白水平。研究发现，燕麦葡聚糖能促进胆固醇转化为胆汁酸，并促进胆汁酸排出体外，从而降低血清中胆固醇水平。

哈佛大学的研究人员发现，经常食用全麦面包、燕麦或其他全麦食品，确实能够延长寿命。研究团队选取了 11.8 万多名护士和卫生保健人员的资料，每隔 2～4 年通过调查问卷询问参与者的饮食习惯，其中，包括他们对全麦食品的摄入问题。在为期 26 年的追踪调查期内，共有 2.7 万名参与者死亡。结果显示，与全麦食品摄入量最低的人相比，每天摄入全麦食品最多的人中，只有不到 1/3 的死亡。因此，乳腺癌患者多吃全麦面包、燕麦或其他全麦食品，对延长寿命有一定帮助。

燕麦富含膳食纤维，有研究者对 185598 名绝经后妇女进行了长达 7 年的关于膳食纤维的摄入和乳腺癌关系的调查研究，发现膳食纤维的摄入量和乳腺癌的发病呈负相关，对防癌抗癌有一定作用。

燕麦片、燕麦粥等都是非常适宜的家常饮食。

蔬 菜

蔬菜是人们膳食的主要组成部分，富含维生素、矿物质、膳食纤维、有机酸、色素、芳香物质等成分，不仅色泽艳丽、诱人食欲，而且营养丰富，对防癌抗癌、提高机体免疫力等，都有积极的作用。

因此，第三版指南指出：早在 20 世纪 90 年代就有一些统计学的证据，证明蔬菜和水果具有预防癌症的作用。

笔者在何裕民教授的指导下，在博士研究期间，对上海地区发病率较高的 6 种常见癌症（乳腺癌、肺癌、肝癌、胃癌、大肠癌和胰腺癌）与饮食的关系进行了调查研究，显示出不同种类的食物与肿瘤的发生、发展有密切的关系。研究发现：蔬菜和水果是这 6 种癌的保护性因素。

有研究者对 200 多项的流行病学研究结果进行 Meta 分析后证实：大量食用蔬菜和水果，可预防人类多种癌症。通常摄入蔬菜和水果量大的人群，远较摄入量低的人群癌症发生率要低，甚至低 50% 左右。

确切地说，多项研究反复证实：多吃蔬果，能防治乳腺癌。

因此，根据 2016 年中国居民膳食宝塔显示，建议每天食用蔬菜 300～500 克，水果 200～350 克，并保持蔬菜 3～5 种，水果 2～4 种。

胡萝卜：降低乳腺癌风险

胡萝卜亦蔬亦果，香甜清脆，营养丰富，有廉价的"小人参"之称。

中医学认为，其具有明目健脾、行气消食、和血养颜之功效。《本草纲目》称胡萝卜"下气补中，利胸膈肠胃，安五脏，令人健食"。

胡萝卜含有一定的木质素，有提高机体免疫力和消灭癌细胞的作用。胡萝卜含有丰富的 β-胡萝卜素，不少实验证实，β-胡萝卜素能促进巨噬细胞、淋巴细胞的功能，促进细胞因子的释放，提高机体免疫力。

有证据表明，食用含有类胡萝卜素的食物可降低患乳腺癌的风险。

此外，一项随机干预研究发现，每天喝胡萝卜汁有利于提高超重乳腺癌患者的血浆类胡萝卜素水平，从而起到抗氧化作用。而血中类胡萝卜素水平与乳腺癌的发病风险呈负相关，特别是对于体重正常女性更为显著。

美国《临床营养学杂志》刊登的研究则指出，经常吃胡萝卜可以使女性患某些类型乳腺癌的风险降低60％。

由于癌症患者对胡萝卜比较青睐，所以往往会出现过食胡萝卜的现象，由此而引起全身皮肤黄染，与胡萝卜素摄取过多有关。

笔者跟随何裕民教授门诊时，曾遇到一位30岁出头的宫颈癌患者。该患者经过何教授的中药调理，康复得不错。笔者第一次见到她时，着实吓了一跳，该患者面部发黄，而且手掌和手背也都是黄色的。她并非消化系统肿瘤，按照她的恢复情况，不该出现这样的情形。后来笔者从营养学的角度就考虑，她是不是橘子、胡萝卜之类的食物吃多了，因为过食这些食物会引起色素沉着。笔者问她："您是不是平时很爱吃橘子、胡萝卜之类的？"她说："我每天用5根胡萝卜榨汁喝。"笔者问她："为什么吃这么多？"她说："我们得了癌症的，也'久病成良医'了，都经常学习一些营养知识，很多报道都说，β-胡萝卜素抗癌，胡萝卜里含β-胡萝卜素很多啊！"这不是她个人的认识，其实很多癌症患者都有这样的想法。

类似这种把胡萝卜当"神药"来吃的，不在少数。但目前权威的研究结论告诉人们：β-胡萝卜素并不是包治百病的灵丹妙药。

因此，胡萝卜虽好，但不能过量。

在食用时，还要注意合理的烹饪方法。胡萝卜中所含的β-胡萝卜素在人体内可迅速转化为维生素A，而维生素A是脂溶性维生素，不溶于水，因此食用胡萝卜当以油炒或与肉同煮为宜，这样才能更好地促进β-胡萝卜素的吸收。

芋头：软坚消肿块

芋头俗称"芋艿"，似玉如脂，中国南方栽培较多，每逢中秋佳节，江南一带就有吃芋头的习俗。《汉书·翟方进传》中有"饭我豆食羹芋魁"之载。《本草纲目》记载："芋粥宽肠胃，令人不饥。"

中医学认为，芋头可解毒消肿、益胃健脾、软坚消痰，用以治疗肿块、痰核、瘰疬等病症。

研究发现，芋头含有一种黏液蛋白，被人体吸收后，能产生免疫球蛋白，可提高机体抵抗力；芋头对癌症有抑制作用，可用来防治乳腺肿瘤及淋巴结核等病症。

老百姓最常见的芋头吃法，如芋头煮熟或蒸熟后蘸糖吃、做成芋头泥和芋头粥、芋头老鸭汤等，都可以选择。

芋头也可和海蜇或者海带同煮食，海蜇和海带均有软坚散结作用，合而食用，可增强消癌瘤的疗效。

因芋头含淀粉非常多，且多食有胃胀、气滞之弊，故胃病日久、脘腹胀痛、消化不良者，应适当控制食用量。

菱角：抗癌而补充营养

菱角，又名腰菱、水栗、菱实，自古以来就是我国民间广泛流传的药食两用佳品。嫩时皮脆肉美，有清香之味，可作水果生食；成熟后肉厚甘美，富含淀粉，可作粮食充饥。

古人认为，多吃菱角可以补五脏、除百病、轻身。《本草纲目》云："菱角能补脾胃、健力益气，菱粉粥有益胃肠，可解内热，老年人常食有益。"

菱角的果肉、茎、叶、果柄、果皮都可用来做药，治疗多种疾病。如菱角能补脾胃、益气；菱茎炒食则可用于食欲不振者。

菱角含有丰富的维生素、钙、磷、铁等，其营养价值堪与其他坚果媲美。菱角中还含有生物碱、黄酮类和多糖类等功能性成分，在控制血压，预防动脉硬化、心血管疾病，免疫调节和抗肿瘤等方面，都具有很好的功效。

据近代药理实验报道，菱角具有一定的抗癌作用，可用之防治乳腺癌、食管癌、胃癌、子宫颈癌等。在以艾氏腹水癌作体内抗癌的筛选试验中，发现菱角的醇浸水液有一定的抗癌作用。

在食法上，煮、炖、烧等都可，如炒嫩菱角、菱角炖排骨、菱角炒肉片、菱角煨鸡等，均是风味独特的佳肴。老菱角肉晒干后磨成粉，加工成细腻的菱粉，用沸水冲服，清香甜美，远胜藕粉。

菱角还可煮粥食用，也可做成菱粉糕，当作点心吃。

用菱角 60 克，薏苡仁 30 克，煎汤服，对于治疗乳腺癌和食管癌有一定的疗效。

白菜：有助于绝经期女性

大白菜因其味道鲜美，营养丰富，价格便宜，广受老百姓喜爱。恰如俗语云："肉中就数猪肉美，菜里唯有白菜鲜！"南宋文学家范成大也赞道："拨雪挑来踏地菘，味如蜜藕更肥醲。"

关于大白菜的由来，还有则小故事。

菘，相传原为王母娘娘仙园中的菜，是王母一年一度宴请天神仙子的必备之菜。某年，玉帝第三女触犯天规，被赶下凡至太白山受苦，遭受龟精之辱，得松阳真人解救与保护。度过磨难，召回天官。她向王母诉说松阳真人救难之恩，王母召松阳真人参加天神宴。宴毕，王母问松阳真人想要什么仙物带下凡尘，松阳说：只要天园菘，好让凡尘百姓都尝到天宫的这种美味，以绝病患。王母遂赐菘种，自是，菘到人间，并以松阳、太白之首末两字为名。

中医学认为，大白菜性平微寒、味甘，具有清热除烦、消食养胃等功效。《滇南本草》谓大白菜"主消痰，止咳嗽，利小便，清肺热"。

大白菜的营养价值高，其钙的含量比番茄高 14 倍，比黄瓜高 2.4 倍。维生素 C 含量也比黄瓜高 4 倍，比番茄高 2.7 倍。

有研究认为，对于早期绝经的女性来说，经常吃白菜的女性患乳腺癌的概率比很少吃白菜的女性低 54%。

实验证明，大白菜含有一种叫作吲哚－3－甲醛的化合物，它能促进人体产生一种重要的酶，这种酶能有效抑制癌细胞的生长和分裂。

白菜也是食疗中的常见食物，炒、炖汤、火锅等均是常食之法。

白菜葱姜汤对预防感冒也有一定作用。

花椰菜：调节雌激素水平

十字花科蔬菜，包括卷心菜、紫甘蓝、花椰菜、西蓝花、芥蓝等。此族蔬菜除含有丰富的维生素 C、矿物质和膳食纤维等物质外，还含有吲哚类和黄酮类化合物，常吃这类蔬菜，能降低乳腺癌、胃癌和结肠癌等的发病率。

对 13 项流行病学研究（包括 11 项病例对照研究和 2 项队列研究）进行 Meta 分析后发现，摄入十字花科蔬菜可显著降低乳腺癌的发生风险。

多项研究表明，西蓝花、花椰菜、卷心菜和萝卜等十字花科蔬菜中，含有重要成分异硫氰酸酯莱菔硫烷，它可以杀灭癌细胞，降低乳腺癌、食管癌、口腔癌和肾癌等多种癌症的发生。

花椰菜也叫花菜，有研究报告指出，花椰菜含有一种可以刺激细胞活动的酵素，能阻止癌细胞的合成。

刊登在国际著名杂志 *Journal of the National Cancer Institute*（《国家癌症研究所杂志》）上的一篇研究报告指出：从白菜、西洋菜、花椰菜中提取到一种天然植物化合物——苯乙基异硫氰酸酯（PEITC），PEITC 可抑制小鼠模型的乳房肿瘤的生长，小鼠的乳房肿瘤和人类的乳腺癌肿瘤非常相似。为了研究 PEITC 在小鼠乳房肿瘤中的作用效率，来自匹兹堡癌症研究中心的研究者给予小鼠模型两种饮食模式：一种节制饮食，另外一种为添加 PEITC 的饮食，持续 29 周时间。研究者随后进行了组织病理学的评估并且测定了小鼠机体中乳房肿瘤的尺寸以及细胞增殖、凋亡和新生血管发生的情况。研究者发现，给予 PEITC 后，小鼠的乳腺肿瘤尺寸降低了56.3%，尽管添加 PEITC 并不能完全抵御乳房的癌变，但饮食中添加 PEITC 的小鼠相比对照组，其机体表现出乳腺癌的抑制现象。

据美国营养学家研究，花菜内还有多种吲哚衍生物，此类化合物有较肯定的降低人体内雌激素水平的作用，可预防乳腺癌的发生。

芦笋：蔬菜之王，抑癌而不伤正

芦笋，属百合科植物石刁柏的嫩茎，有"蔬菜之王"的美称。

药理研究证实，芦笋中含有天门冬酰胺、叶酸、核酸、多种氨基酸和微量元素等成分，可增强机体免疫功能，有一定的防癌抗癌作用。如芦笋中的天门冬酰胺，能有效地控制癌细胞生长，对乳腺癌、白血病、淋巴癌等均有特殊的疗效。

另外，芦笋提取物对抗小白鼠移植瘤的实验表明，有明显的抑癌作用。

国内有实验证明，芦笋提取物对癌细胞具有抑制"拓扑异构酶"的活性、促使癌细胞脱氧核糖核酸（DNA）双链断裂的作用。但由于明显的剂量-效应相关性，对于"拓扑异构酶"浓度较低的人体正常细胞不发生作用，这就使芦笋抗癌具有了科学家最希望的选择性：既可以直接抑制杀灭癌细胞，对正常细胞又没有毒副作用。

在食用方法上，芦笋常用作菜肴，如芦笋炒豆干、芦笋清炒百合和芦笋肉丝等。

还可将鲜芦笋50克洗净切碎，加红枣10枚洗净，与粳米100克，煨煮成稠粥，分早晚2次温服，有健脾和胃、防癌抗癌等功效，适用于各种癌症的辅助治疗，尤其对乳腺癌和消化道肿瘤的辅助治疗有积极作用。

苦瓜：清退内热，调控激素

苦瓜，又名凉瓜、癞瓜，是夏季人们常常食用的一种保健食物。

中医学认为，苦瓜具有清暑止渴、泻火解毒、明目等功效，可用于热病烦渴、目赤肿痛、痢疾等症。

苦瓜富含维生素E，还含有维生素C、蛋白质、胡萝卜素及多种氨基酸等营养成分。适当饮食，有助于防止癌症的发生和促进癌肿的好转。

苦瓜种子中含有一种蛋白酶抑制剂，能抑制肿瘤细胞分泌蛋白酶，从而抑制癌细胞的侵袭和转移。

美国科学家对苦瓜的蛋白质进行研究分析，发现苦瓜中含有一种或一种以上具有明显抗癌生理活性的蛋白质，这种蛋白质能够激发体内免疫系统的防御功能，增强免疫细胞的活性，具有防癌作用。

新鲜苦瓜汁液中含有苦瓜苷和类似胰岛素的物质，具有很好的降血糖作用，是高血糖和糖尿病患者理想的降血糖食品。

很多人觉得苦瓜味道苦，因而不愿意食用。其实苦瓜虽苦，但爽口不腻。每逢夏季，若以苦瓜做菜，可以取得开胃爽口、祛暑清心等的效果。或者用苦瓜泡制成凉茶饮用，是夏季清凉防暑的保健饮料。常见的食用方法有凉拌苦瓜、苦瓜黄豆小排汤、苦瓜炒蛋、苦瓜汁等。

苦瓜性寒凉，尤其适合于内热较甚之女性，清炒、凉拌都适宜，它对雌激素之异常，有一定调控作用。

因为苦瓜味苦性寒凉，故胃寒体虚者慎用。

茄子：降脂以消油腻

茄子，又名落苏，是我国居民夏季喜食的蔬菜。中医学认为，茄子具有清热凉血、消肿解毒、宽胸利气的功效。

人们日常食用的蔬菜，经过加热后，保健功效会大打折扣。然而日本研究发现，蔬菜被加热后，茄子和花椰菜的抑癌效果最为明显。实验表明，茄子经过 $100℃$、20 分钟加热后，依然保持了高达 82.7％的抑癌率；花椰菜、油菜、菠菜的抑癌率也都维持在 70％以上。

现代药理研究表明，用含有龙葵碱的复方制剂，对小鼠 H22 腹水型癌细胞的增殖，有明显抑制作用，抑制率达到 87.35％。由于紫茄子中龙葵碱含量较其他品种的茄子高，所以抗癌以紫茄子为佳。

茄子的烹调方法较多，炒、烧、蒸、凉拌、做汤等皆宜。

癌症患者脾不健运、胃口不开者，可用鲜茄 250 克，清蒸，再加调味品连食数天，可健脾和胃。

民间认为，茄子能够吸附油脂，故蒸煮类、凉拌类尤其适合于偏肥胖或脂类代谢失常者。

慈姑：补血以助通便

慈姑，泽泻科的草本植物，是南方居民常用之根茎类蔬菜，中医学认为其有清热、利尿、解毒之功。

其最底下有球茎，可用来作为蔬菜吃，口感不错，富含各类营养成分，且比较均衡，特别是其中含有维生素 C、铁、锌、铜以及硒元素等，比较丰富，有一定抗癌功效。

烹饪后慈姑很上口，既可以充饥，又可养护肠道，润肠通便，故善于改善便秘。

慈姑所含之铁元素，能有效预防贫血，是有益的健康食材。

慈姑烧肉既美味，且营养，又不腻而碍胃，特别适合于营养不良、贫血、便秘者。

慈姑排骨汤：排骨、慈姑各适量。洗净，排骨飞水后，把排骨、慈姑、姜片适量，加水，武火烧开后转文火，煮 1 小时，加调味品即可。

大蒜：提高机体免疫力

大蒜属于百合科葱属植物，不仅是人们喜欢的食品和调味品，也是常见的天然保健品。

大蒜性温、味辛，中医学认为，其具有杀虫、解毒、消积、行滞、健胃等功效，民间常用来治疗饮食积滞、泄泻、痢疾、痛疖肿毒、虫蛇咬伤等症。

大蒜的抗癌作用，早就被国内外学者所关注并确认。常吃大蒜可提高机体免疫能力，增强机体抗氧化、抗突变和抗肿瘤等能力，提高人类健康水平。

唾液酸是一种有效的肿瘤标志物，研究显示，食用生大蒜后肿瘤患者唾液酸的含量明显下降，表明长期食用大蒜有显著的抗癌作用。

大蒜能抑制胃液中硝酸盐被还原为亚硝酸盐，从而阻断亚硝胺的合成，减少胃、食管、大肠、乳腺、卵巢、胰腺、鼻咽等多处癌变的发生率。研究证实，蒜叶、蒜瓣、蒜油、新蒜汁、蒜泥、蒜片及蒜粉等，均有抗癌效果。

此外，大蒜还可激活人体巨噬细胞，增强人体免疫功能，进而阻止癌细胞的扩散，延缓癌症发展。近年来还发现，大蒜中富含硒和锗两种重要的抗癌微量元素。

大蒜内的烯丙基硫是大蒜抗癌能力的关键成分，大蒜切碎后放置 10 分钟再食用，可以进一步增加烯丙基硫的数量，起到的效果更佳。

大蒜不宜空腹食用，可在饭后或是进餐中服用。建议每次食用大蒜数量不宜过多，每次 2～3 瓣为宜。否则，有可能损伤胃黏膜，造成胃炎和胃溃疡等。

很多人深知大蒜的保健作用，但碍于食用后，口中时常有股异味，所以往往对其"敬而远之"，南方居民尤其如此。其实，只要食用后用浓茶漱漱口，或嚼些口香糖、生花生米，或喝一杯鲜奶等，异味自然就消除了。

蒲公英：主妇人乳痈肿

一到春天，遍地的蒲公英是乡野田间最普通，亦是最美丽的风景，承载了多少儿时的记忆。

蒲公英是古老的草药，很早就被医家所认识，亦可食用。中医学认为，其可清热解毒、利尿散结，常用来治疗急性乳腺炎、疔毒疮肿、急性结膜炎、急性扁桃体炎、尿路感染等病症。

《医林纂要》称其："补脾和胃，泻火，通乳汁，治噎膈。"《新修本草》谓其："主妇人乳痈肿。"因此，民间对于乳腺炎出现局部红肿疼痛者，常有用新鲜蒲公英捣烂，取汁直接敷于痛处进行治疗的记载。对于乳腺癌见局部红肿疼痛者，亦可外敷缓解。

通过蒲公英提取物对于人乳腺癌 MDA-MB-231 细胞的抑制和凋亡影响的研究发现，一定剂量的蒲公英提取物对于治疗乳腺癌，控制疾病的发展，具有一定的作用。

蒲公英吃法很多，可以凉拌、炒食、做汤、做饺子馅，也可以用来泡酒等。

寒性体质、脾胃虚弱、对蒲公英过敏的患者，忌食。

水 果

众所周知，水果是非常好的抗癌食物。

有充分的研究证据显示：多吃水果可以有效地预防乳腺癌、口腔癌、咽癌、喉癌、食管癌、胃癌和肺癌等的发生。

美国实验生物学会联合会的杂志报道，半乳糖凝胶-3是一种蛋白质，在癌症发展的各个时期都需要这种蛋白质。蔬果之所以能防止癌症扩散，很可能与其所含的果胶有关。果胶与半乳糖凝胶结合，抑制半乳糖凝胶的活性，因而可抑制癌症扩散。

研究表明，有十几种水果可以起到有效地降低患癌发病率的作用。这些水果包括草莓、橙子、橘子、苹果、猕猴桃、葡萄、石榴、芒果、哈密瓜、西瓜、柠檬、葡萄柚等。它们中的一些特殊成分在防治乳腺癌、结肠癌、前列腺癌、胃癌等方面，具有其他食品难以替代之益处。

柑橘：全身是宝

柑橘种类很多，如橘、柑、橙、金柑、柚等，是人们身边最普通、最常见的水果。

柑橘类水果含有丰富的生物类黄酮，能增强人体皮肤、乳腺、肺、胃肠道和肝脏中某些酶的活力，帮助将脂溶性的致癌物质转化为水溶性物质，使其不易被吸收而排出体外，防治癌症。

柑橘中所含有的香豆素是目前已被科学家充分肯定的抗癌物质。研究结果表明，香豆素的抗癌功能形成途径主要有两方面：①香豆素通过解毒酶等的作用，使癌物质解毒，失效。②与癌物质拮抗，抑制其代谢。

有报道显示，柑橘中的柚皮素可以选择性地抑制阿霉素耐药的癌细胞系生长，改善癌细胞对阿霉素的敏感性。

柑橘类水果可谓全身是宝，如橘子的果肉、皮、核、络等均可入药，在中国已经有数千年历史。柑橘黄酮主要存在于柑橘属植物果实的外皮中（包括外果皮、囊膜、筋络）。有研究认为，柑橘黄酮中的多甲氧基黄酮具有抗癌活性，可针对如肝癌、乳腺癌、结肠癌、胰腺癌、胃癌等。体外试验表明，不同的柑橘黄酮对不同的癌症细胞均有较好的特异性抑制作用。

橘核性味苦、无毒，有理气止痛等作用。就连橘根、橘叶等也可入药，具有疏肝、健脾、和胃等不同功能，可用于乳腺癌见肝气不舒、胁肋部疼痛者。

苹果：抑制乳腺肿瘤血管生成

苹果是世界四大水果之冠，被誉为"全方位的健康水果"。"每天一苹果，医生不找我"，苹果的保健作用为人们所称道。

苹果的防癌作用一直被人们所关注。

有研究指出：水果可降低乳腺癌发病率。体内体外试验结果证实，蓝莓、红莓、石榴、苹果、李子、草莓、葡萄和柑橘可抑制乳腺癌细胞增殖。动物模型试验中，苹果提取物可抑制大鼠乳腺肿瘤血管的生成，从而抑制乳腺癌。

苹果中含有丰富的酚类化合物，且具有多种生物学活性，包括体外抗氧化及细胞内活性，抗菌消炎，防止冠心病，抑制肿瘤细胞增殖等多种药理功能。苹果酚类化合物能有效抑制乳腺癌、直肠癌、肝癌等多种癌细胞的增殖。

研究发现，苹果提取物在体内外实验中均表现出较好的抗肿瘤活性，苹果提取物可通过下调乳腺癌细胞的蛋白表达，从而抑制癌细胞增殖。

美国康奈尔大学食品科学家的研究表明，苹果有助于预防乳腺癌的发生。实验发现，当大鼠每天分别被喂食等量于人服用量的1个、3个或6个苹果24周后，大鼠的肿瘤发生率分别降低了17个、39个和44个百分点。

苹果可做成苹果泥、苹果汁以及与其他蔬果榨汁，一起服用。

香蕉：升高白细胞

香蕉，属于热带水果，被誉为"智慧之果"。它富含钾，能降低血压、调节心脏功能、增强骨质，并可保护视力等。

有研究显示，成年早期摄入富含β-胡萝卜素的蔬菜水果，可降低绝经前乳腺癌的发生风险。青春期多摄入苹果、香蕉和葡萄，成年早期多摄入柑橘，均可明显降低乳腺癌的发生风险。

有研究人员对香蕉的抗癌作用作了实验研究。他们在老鼠身上种植了癌细胞，并将老鼠分成两组：一组老鼠的饲料中拌有30％的香蕉粉，另一组给予普通饲料。2个月后观察肿瘤的大小。实验结果表明，食用香蕉粉组老鼠的肿瘤重量比对照组轻15％。实验证明了从防癌治癌方面考虑，食用香蕉值得大力提倡。

肿瘤患者经过手术、放化疗治疗，往往会出现白细胞低下、免疫功能下降等现象。而有研究表明，在增加白细胞的效用排序上，依次是香蕉、苹果和猕猴桃；在增强免疫力上，则依次为香蕉、西瓜和葡萄。

也正是由于这些原因，让香蕉在抗癌水果中占据了非常重要的地位。

石榴：延缓乳腺癌生长

石榴，又称若榴，因花红若丹，故还有"丹若"和"火石榴"之名。

研究发现，石榴具有预防癌症等作用。体外试验中用7,12-二甲基苯并蒽（DMBA）等化学致癌物造成动物癌前病变模型，对小鼠的乳腺器官进行培养，发现发酵的石榴汁可减少46%的肿瘤发生，冷冻压缩保存的石榴籽油可减少87%癌症的发生。

在癌症的发生和代谢过程中，多伴有新生血管组织的形成，为肿瘤组织的生长提供丰富的血液和氧分供应。因此，阻断癌组织新生血管的生成以治疗一些实体瘤，是一个有效的手段。研究显示，石榴可抑制癌组织中新生血管的形成。体内试验显示，发酵的石榴汁可有效地抑制鸡绒毛膜尿囊膜的新生血管之形成。

美国研究人员报告称，石榴含有的化合物可以降低女性罹患乳腺癌的概率，吃石榴或喝石榴汁有助于预防或延缓某些乳腺癌的生长。一篇刊载于《癌症预防研究期刊》的研究显示：石榴中富含的一种植物化合物——鞣花单宁，可抑制雌激素反应性乳腺癌的生长。研究者表示，石榴中的鞣花单宁通过抑制芳香族酶而发挥作用，而芳香族酶则是体内合成雌激素的关键酶，在乳腺癌生长中扮演关键角色。

有学者研究了石榴籽油与乳腺癌细胞增殖、凋亡行为之间的关系。发现石榴籽油中的石榴酸可能是抑制乳腺癌细胞恶性生物学行为的功能性物质。石榴籽油抑制乳腺癌细胞增殖活性，促进其凋亡作用可能是通过调节细胞中 Cox-2、Bcl-2、Bax、胱天蛋白酶–3（酶解）以及 P53 等的表达来实现的。

由此可见，红艳的营养珍果，其抗癌的潜力不容忽视，常食石榴有好处。

芒果：多酚类抑制癌细胞增殖

芒果是一种原产于印度的漆树科常绿乔木的果实，为著名热带水果之一。

芒果不但香甜可口，还对身体有多种好处。芒果含芒果酮酸、异芒果醇酸和多酚类化合物等，具有抗癌的药理作用。

美国研究人员对芒果中的多酚提取物在结肠癌、乳腺癌、肺癌、白血病和前列腺癌患者中的作用进行了研究。结果发现：芒果对预防结肠癌和乳腺癌有一定效果。研究人员对芒果中的多酚（特别是其中的生物活性成分单宁酸）作用于癌细胞的深层次机制进行了分析，发现癌细胞的分裂周期因多酚而被阻断。研究人员认为，这可能是芒果预防和抑制癌细胞的一种机制。

美国新闻网站对芒果的健康功效进行了总结。研究表明：芒果中的槲皮素、鞣酸等化合物能帮助身体对抗乳腺癌、结肠癌和前列腺癌。

木瓜：木瓜酵素杀死癌细胞

通常说的木瓜有两大类：蔷薇科木瓜属植物木瓜与热带水果番木瓜科的木瓜（番木瓜）。这里所指的木瓜是指供食用的番木瓜科木瓜。

现代研究认为，木瓜叶提取物及用此提取物制成的茶饮料，具有很强的抗癌作用。木瓜中所含的木瓜酵素等营养物质，可抑制或杀灭人体内的多种癌细胞，包括乳腺癌、肺癌、胰腺癌、子宫颈癌和肝癌等癌细胞。而且，木瓜酵素在杀死这些癌细胞的同时，并不会伤害到正常的人体细胞。

美国和日本研究人员发现，木瓜叶提取物具有抗癌作用，对一系列实验室培养的人类肿瘤细胞有效。其中，包括子宫颈癌、乳腺癌、肝癌、肺癌、胰腺癌等，提取物浓度越高，抗癌效果则越明显。研究人员将 10 种不同类型的癌细胞培养基曝露在木瓜叶提取物中，24 小时后发现，所有培养基中癌细胞生长速度都减缓。研究小组发现，木瓜叶提取物能促进 Th1 型细胞因子的生成，这种细胞因子对机体免疫系统具有重要的调节作用。

食用时，可生吃，也可将木瓜榨汁，或者木瓜叶捣烂，加适量的温开水后滤出汁液服用；民间的雪蛤炖木瓜，更是著名的佳肴（尽管不一定适合于所有女性）。

红枣：补血养颜

枣，自古以来就被列为"五果"（桃、李、梅、杏、枣）之一，红枣不仅是一种深受老百姓喜爱的食品，也是一味最常见的药食两用食物。红枣性质平和，味甘甜，可补中益气、养血安神，用于脾胃气虚、血虚萎黄、血虚失眠多梦等症的治疗。

红枣含有大量的维生素 C，被誉为"天然维生素果"。红枣含有丰富的维生素 B_2、维生素 B_1、胡萝卜素等多种维生素，具有较强的补益作用，能提高人体免疫功能，增强抗病能力，抑制癌细胞，促使癌细胞向正常细胞转化。研究证实，红枣所含的环磷腺苷，每 100 克果肉中高达 50 毫克，对癌细胞具有较强破坏力，并能抑制癌细胞的扩散。

红枣熟食能补中益气而缓中，补五脏、治虚损。红枣在中药方剂中也经常出现，与他药相伍，能和诸药，纠正偏性，也是药食两用之佳品。

红枣 10 枚、花生衣 10 克，加适量水煎，吃枣喝汤，可益气养血，适用于乳腺癌化疗后白细胞减少者。

红枣虽补益，也不能贪多，因为偏于腻滞，过食会引起脾胃阻滞，影响消化。平素常有内热、舌苔偏厚腻者，均不宜多吃！

大豆及其制品

大豆：天然的植物雌激素

大豆，俗称黄豆。起源于中国，在我国有几千年的食用历史，是主要的油料作物之一，其营养丰富而全面，故有"豆中之王"之美誉。

大豆类食品曾经是亚洲国家的主要食物来源之一，其所含的主要成分大豆异黄酮，属于植物雌激素；其中，染料木黄酮和二羟基异黄酮是研究最多的植物雌激素。实验表明，异黄酮具有抑制乳腺癌细胞生长等作用。经对比实验发现，吃豆类食品较多的地方，乳腺癌的发病率相对较低。

有研究者对近 10 年来国内外发表的关于大豆异黄酮摄入

与乳腺癌发生风险的研究进行 Meta 分析。结果表明，大豆异黄酮摄入是乳腺癌发生的保护性因素，常食者乳腺癌发生风险明显降低。

在临床中，乳腺癌及其他妇科肿瘤（如卵巢癌、子宫内膜癌、子宫颈癌等）患者，常常会问同样一个问题：妇科肿瘤患者能吃大豆吗？

研究证实：大豆含有植物雌激素异黄酮，异黄酮具有雌激素样作用。但它只是与体内雌激素有相似结构，能够与雌激素受体结合，表现为"类雌激素"活性和抗雌激素活性。但与合成激素是完全不同的物质，并无合成激素的副作用。

还有研究证实，大豆异黄酮作为一种天然抗氧化剂，具有抗肿瘤功效，可降低乳腺癌、前列腺癌和结肠癌等疾病的发病率，缓解围绝经期因雌激素分泌减少而引起的围绝经期综合征和骨质疏松症等。

大豆含嘌呤较多，过多食用，会加重肾脏的负担。因此肾脏功能不好，或者尿酸偏高的患者，不宜多吃。

豆腐：保健功效彰显

豆腐，古称"黎福"，其味美、洁白养眼，且保健功效彰著。

豆腐的蛋白质易于被人体消化吸收。其所含的不饱和脂肪酸高达 61%，且含较高的钙和镁，但却不含胆固醇，故对动脉硬化和心脏病等的防范，十分有益。

豆腐具有令人惊讶的抗癌效果。许多研究发现，早先，东方人患乳腺癌、大肠癌、前列腺癌的概率只是西方人的四分之一。研究者认为东方人喜食豆腐是原因之一。因为黄豆蛋白中，含有较多的异黄酮和豆固醇。

东京国立癌症医疗中心研究所的研究人员在对约 2.5 万名年龄 40～69 岁的女性，进行了平均 10.5 年的跟踪调查后发现，血液中染料木黄酮浓度高的女性比浓度低的女性患乳腺癌的概率小，而豆制品中则富含染料木黄酮。研究人员比较了 144 例乳腺癌女性与 288 名未患乳腺癌女性的血液样本，发现染料木黄酮浓度最高的女性患乳腺癌的风险只是浓度最低女性的三分之一；而染料木黄酮浓度最高的女性通常每天食用 100 克左右豆腐，或大约 50 克大豆。

因此，建议患者每天食用 100～150 克豆腐。

豆浆：尤其适合于国人

豆浆是中国人非常喜爱的、男女老幼皆宜的日常饮品，它既保留了大豆中大部分营养成分和生物活性物质，如大豆蛋白、钾、镁、B 族维生素和大豆异黄酮等，又美味可口。

豆浆中的蛋白质和硒、钼等都有很强的抑癌和治癌能力，特别对乳腺癌、胃癌、肠癌等有较好的疗效。据调查，不喝豆浆的人发生癌症的概率要比常喝豆浆的人高 50%。

豆浆中含有多种有利于预防癌症的物质，包括大豆异黄酮、胰蛋白酶抑制剂、凝集素、植酸和皂苷等，与其他豆制品相比，它们在豆浆中均有较好的保存。

多项研究表明，作为大豆异黄酮的重要来源，豆浆可有效提高人体内的大豆异黄酮浓度，从而帮助降低患乳腺癌的风险。如每天食用 100～150 克豆腐，再喝一杯 240 毫升豆浆，就可以摄取到 30～50 毫克异黄酮，达到人体健康所需的保护量。

对于体虚的患者，用豆浆煮粥食，则较为补益。

坚果类

坚果，包括榛子、核桃、杏仁和板栗等，其营养丰富，含蛋白质、油脂、矿物质和维生素较高，对人体生长发育、增强体质、预防疾病等有很好的功效。

英国的研究显示，如果每天食用 20 克左右的坚果，能将一个人患冠心病的风险降低近 30％，癌症风险降低约 15％。这项研究涉及 29 个国家的 81.9 万人，涵盖了榛子、核桃和花生等多种坚果。研究人员称，这类食品能带来健康益处，可能与它们含有很高的纤维素、镁和多不饱和脂肪酸等有关，这些成分都有助于降低胆固醇水平以及患心血管疾病的风险。尤其是核桃与美洲山核桃，它们本身富含抗氧化物，可应对氧化应激反应，或许有助于降低癌症风险。

如人们常将杏仁称为"抗癌之果"，斐济被誉为"无癌之国"，斐济人则爱吃杏仁，每天三餐必有杏干/杏仁伴食。

因此，建议人们在日常生活中，每周食用 50～70 克坚果，平均每天 10 克，相当于核桃 2～3 个，或者花生米 8 粒左右。

核桃：降低乳腺癌发病率

核桃营养极其丰富，有"坚果之王"的美誉。中医学认为，核桃为补肾佳品，可固精强腰、温肺定喘、润肠通便。

美国的研究发现，每天吃 2～3 个核桃，能降低约一半的乳腺癌发生风险。

有研究发现，核桃可明确地减少患乳腺癌、前列腺癌等的概率，每天食用约 60 克的核桃，患乳腺癌和各种肿瘤的概率都会减少。核桃中富含丰富的 ω-3 脂肪酸，除癌症外，还可减少患抑郁症、注意力缺失、多动症和阿尔茨海默病等的概率。

美国研究人员在对动物进行的实验显示，常吃核桃可以降低乳腺癌的发病风险。研究人员以专用实验鼠为研究对象，这些实验鼠在 5 个月内产生乳腺肿瘤的风险很高。研究人员将它们分为两组，第一组每天喂食一定量的核桃，换算到人类身上相当于 56.7 克，第二组喂食普通食物。结果发现，一段时间后，第一组实验鼠的肿瘤发生率明显低于第二组，即使体内发生肿瘤，其发生的时间也晚于第二组，肿瘤体积也相对较小。研究还发现，食用核桃可将实验鼠的肿瘤发生时间至少推迟 3 周。研究人员表示，核桃中的 ω-3 脂肪酸、抗氧化剂以及植物甾醇等，在降低乳腺癌的发病风险和发病程度方面发挥了重要作用。

因此，不妨平时多吃点核桃，可以将核桃与芝麻打成粉，冲入牛奶中饮用。也可将核桃和其他杂粮煮粥食用。

花生：富含植物化学物

花生，俗名"长生果"，是老百姓喜爱的传统食品，被誉为"植物肉""素中之荤"。

美国的研究小组发现，花生中含有的植物化学物质有很强的抗氧化特性，能够预防细胞退行性病变的伤害，其中包括癌症、糖尿病和心血管病等。

研究人员对水煮花生、鲜花生、晒干花生和烤花生中的植物化学物质进行分析后发现：煮花生的防病成分含量最高。该研究小组表示，水和热量穿透花生时会在特定点释放出有益化学物质；而对花生的过度烹调，比如炸、烤等，会破坏这些有益的成分。水煮花生保留了花生中原有的植物活性物质，如植物固醇、皂苷、白藜芦醇等，对预防营养不良、糖尿病、心血管病等均具有显著作用。尤其是花生所含的谷固醇，有预防乳腺癌、大肠癌、前列腺癌及心血管病等的作用。

民谚道："常吃花生能养生。"用花生煮粥，或者与红枣一起煎汤食用均可，为补血良方。

若乳腺癌见营养不佳者，可用花生仁 20 克、糯米 50 克、红枣 20 克，煮粥食用。

在食用花生时，尽量少吃油炸花生；还要注意食用安全。花生是最容易被黄曲霉毒素感染的，而后者是公认的迄今为止发现的最强之致癌物。且黄曲霉毒素耐热，即使加热到 200℃ 也不能被破坏，而且不溶于水。因此，禁食可疑的霉变花生。

芝麻：清除自由基

在中国古代，芝麻历来被视为延年益寿佳品。宋代大诗人苏东坡认为：芝麻能强身体，抗衰老。可以九蒸胡麻，同去皮茯苓，少入白蜜为面食。日久气力不衰，百病自去，此乃长生要诀。

芝麻中含有丰富的蛋白质、碳水化合物、维生素 A、维生素 E、卵磷脂、钙、铁和镁等营养成分。含有丰富的人体必需脂肪酸，亚油酸的含量高达 43.7％，比菜油、花生油都高，芝麻中的亚油酸具有调节血液胆固醇等作用。

国外科学家从芝麻中提取出木聚糖类物质，对癌细胞的产生有抑制作用，并能够抑制体内致衰老的过氧化物等的生成，从而可延寿而抗癌。

芝麻酚、芝麻素等作为存在于芝麻中强大的功能活性成分，不但有较强的抗氧化、清除自由基等的能力，而且还有抗癌等功能。据研究，芝麻素可以对前列腺癌、乳腺癌、结肠癌、肺癌等产生较强的抑制作用，可以使肿瘤细胞的增殖活性降低。

有研究者将芝麻素与环磷酰胺联合应用于肿瘤治疗，发现芝麻素对环磷酰胺在肿瘤细胞抑制增殖方面有增强作用。

菌菇类

食用的菌菇类是近几十年来最被看好的健康食品。日常食用的菌菇类包括：黑木耳、灵芝、香菇、蘑菇、平菇、草菇和猴头菇等，既营养价值高，又含丰富的蛋白质、各种维生素和矿物质等。

几乎所有的菌菇类都具有提高免疫力的功效。各类食用菌中含有丰富的酶及多糖等活性物质，参与人体多种代谢反应，并可提高巨噬细胞的吞噬能力及淋巴细胞、抗体、补体的水平，诱导干扰素的产生，发挥防癌抗癌等作用。

黑木耳：增强免疫力

黑木耳既是降低血液黏度的好帮手，也是最受欢迎的抗癌食品之一。有研究发现，黑木耳浓缩液可促进体液免疫功能，增强机体抗病力，有防癌作用。黑木耳多糖蛋白可抑制小鼠肉瘤 S-180，抑制率为 40%～50%；对艾氏腹水癌抑制率可高达 80%。

黑木耳铁元素含量极高，每 100 克干木耳含铁达 97 毫克，是肉类的 60 倍。因此，黑木耳是缺铁性贫血患者的极佳食品。

灵芝：免疫功能调节剂和激活剂

灵芝，又称灵芝草、神芝、仙草等，经过多年的现代药理学研究证实：灵芝在增强人体免疫力、调节血糖、控制血压、辅助肿瘤放化疗、保肝护肝、促进睡眠等方面，均具有显著的疗效。

灵芝是最佳的免疫功能调节剂和激活剂，它可显著提高机体的免疫功能，增强患者自身的防癌、抗癌能力。灵芝可通过促进白细胞介素-2 等内源性抗癌物质的生成，促进单核巨噬细胞的吞噬功能，提升人体造血能力（尤其是白细胞）等，以及借助其中某些有效成分，抑制癌细胞，成为防癌抗癌以及癌症辅助治疗的优选药物。

香菇：辅助治疗肿瘤

美国的一项癌症研究发现，香菇、草菇、冬菇和蘑菇等食用菌中提取的多糖物质，如香菇多糖、蘑菇多糖等，对小鼠皮下移植性肉瘤有很强的抑制作用，而且可通过增强动物的免疫功能来抑制肿瘤的发生。

真菌多糖主要存在于真菌实体、菌丝体和发酵液中，研究表明真菌多糖具有抗肿瘤、免疫增强、抗病毒等多种生物活性。尤其在抗肿瘤方面，真菌多糖可通过直接或间接途径来抑制肿瘤细胞增殖，并诱导其发生凋亡。

研究表明，菇类多糖体具有明显的抗癌活性。香菇多糖为香菇实体分离得到的最有效的生物活性成分，通过增强免疫、抑制肿瘤生长、协同化疗药物等途径，发挥抗肿瘤的药理作用。

在临床上，香菇多糖常用于乳腺癌、白血病、胃癌、肺癌、结肠癌和直肠癌等肿瘤的辅助治疗；与化疗药物合用，具有减轻化疗药物毒性、缓解症状和纠正微量元素失调等作用。各种癌症手术后，持续食用香菇等可防止癌细胞转移。这是由于香菇多糖能使患者血清中的某种蛋白成分增高，而这种蛋白成分，能够促进淋巴母细胞的转化，从而促进肿瘤的消退。

蘑菇：降低乳腺癌风险

澳大利亚的研究人员在 2004—2005 年期间，对中国杭州市 2018 名女性的饮食习惯进行了调查，被调查者中有一半是乳腺癌患者。调查结果显示，多吃蘑菇可以减少围绝经期前后的女性患乳腺癌的风险。此外，多吃蘑菇的同时，加喝绿茶效果更好，这样可进一步降低患乳腺癌的风险。而新鲜蘑菇和干蘑菇具有同样的效果。即使患了癌症，这两种东西也

有助于减轻乳腺癌患者的病情。研究人员说，每天只要吃 10
克蘑菇就能降低患乳腺癌的风险。而那些食用新鲜蘑菇较多
的女性，患乳腺癌的概率比不吃蘑菇的女性低 2/3 左右。这
是首个评估蘑菇和绿茶结合起来对女性患乳腺癌有何影响的
研究。这一发现，对利用简便饮食方法来预防乳腺癌具有重
要的意义。

金针菇：抗癌、解郁、调情绪

　　金针菇，别名冬菇、朴蕈、绒毛柄金钱菌等，营养丰富，
味美可口，特别适合凉拌和一般烹饪，是上好食材。

　　金针菇的氨基酸含量丰富，高于一般菇类，尤其是赖氨酸
含量特别高。经常食用金针菇既可防治溃疡病，又可防范癌症
等。金针菇富含蛋白质，维生素 B_1、维生素 B_2、维生素 C 等
含量也很高，且富含钙、磷、铁等多种矿物质，营养十分丰
富。还含 18 种氨基酸，特别是含有抗癌作用的多糖等，使其
更有价值。

　　研究表明：金针菇含有多种功能蛋白，如核糖体失活蛋白
等，其具有抗肿瘤、抗病毒、抗虫、抗真菌以及抗人类免疫缺
陷病毒（HIV）等活性；金针菇毒素是一种成孔溶细胞素，可
引起哺乳动物红细胞裂解，使肿瘤细胞溶胀破裂，并能改变肠
上皮细胞的渗透性，具有促进药物吸收等作用；真菌免疫调节
蛋白具有抑制过敏反应、促进核酸和蛋白质合成、加速代谢等
功能。总之，金针菇的活性成分能够增强机体的免疫力，具有
抗癌、抗过敏、抗增殖、刺激免疫细胞产生多种细胞因子和免
疫调节功能。它所含有的金针菇多糖，则有很好的抗癌作用。

金针菇提取物的抗肿瘤活性比香菇多糖和云芝多糖都高。

除了广谱的保健抗肿瘤，包括抑制乳腺癌等功效外，金针菇用于乳腺癌患者康复的最大特点是，具有一定的解郁、调整情绪之功。这对乳腺癌患者来说，常常至为关键。

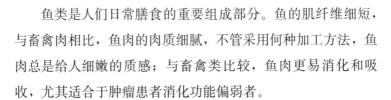

鱼类及海产品

鱼类是人们日常膳食的重要组成部分。鱼的肌纤维细短，与畜禽肉相比，鱼肉的肉质细腻，不管采用何种加工方法，鱼肉总是给人细嫩的质感；与畜禽类比较，鱼肉更易消化和吸收，尤其适合于肿瘤患者消化功能偏弱者。

乳腺癌患者因疾病影响，常常出现焦虑、抑郁等表现。日本国立癌症研究中心的研究发现，秋刀鱼、沙丁鱼等海鱼中富含的 ω-3 脂肪酸，可以缓解不安情绪，提升人们的心理健康水平。研究人员对包括日本在内的 11 个国家、2240 位患者、19 项研究大数据进行分析，结果表明：每天摄入 2 克以上 ω-3 脂肪酸（相当于 1.5 条秋刀鱼）的参试者与未摄入者相比，抑郁、焦虑症状得到显著缓解，情绪有所改善，"食疗"效果较好。

在食用鱼类时，不同的烹调方式对鱼类营养影响较大。有研究发现，油炸会对二十碳五烯酸（EPA）和二十二碳六烯酸（DHA）等的保存率产生不小的影响。据调查显示，油炸鱼类所造成的营养物质损失，要远远大于水煮的方式，油炸过后的保存率大约为 70%。对于银鳕鱼来说，对其微波或水煮加热之后，其所蕴含的营养成分并未降低，但若以油炸的方式进行烹调加工，所产生的影响就非常大。

因此，建议患者可以适当食用鱼汤、清蒸鱼等，但要少吃或不吃油炸鱼类。

鲫鱼、鳝鱼、带鱼：家常营养品

鲫鱼肉质细腻，营养价值很高，含有丰富的蛋白质、钙、磷和铁等矿物质。临床上，对于乳腺癌患者，可以常喝鲫鱼汤等。

对于部分并发有胸腹水的患者，可以用鲫鱼赤小豆汤，缓解胸腹水。

鳝鱼属于典型的高蛋白、低脂肪的补益食品，是比较理想的调补物。鳝鱼中可分离出"鳝鱼素A"和"鳝鱼素B"两种物质，有较强的生物活性，颇受患者及其家属青睐。

民间有"鳝鱼骨补白细胞"一说，有一定效果。可以用黄鳝骨和猪瘦肉炖汤食用。

带鱼是东海一带主要的食用海鱼。带鱼含蛋白质、脂肪、多种不饱和脂肪酸，丰富的维生素、钙、磷、铁、碘等成分。鱼鳞中含$20\%\sim25\%$的油脂、蛋白质和矿物质。

常食带鱼很有裨益，尤其是乳腺癌患者。在食用时，注意不可刮掉带鱼银白色的"鱼鳞"，带鱼的银白色"鱼鳞"中含有一种抗癌成分6-硫代鸟嘌呤，能有效地治疗急性白血病及其他癌症。

带鱼以清蒸烹饪为宜，或可红烧食用。

海参：富含营养，但要适度食用

海参，是中国人熟悉的海味珍品。现代科学研究显示，海参含粗蛋白、黏蛋白、糖蛋白、粗脂肪、碳水化合物、钙和铁等营养成分，是一种高蛋白、低脂肪的食物。海参含胆固醇极低，因此常食对高血压、高脂血症和冠心病患者较为适宜。

海参中的海参皂苷对某些癌细胞有一定的抑制作用。另外海参中含有一种叫黏多糖的物质，经试验能抑制癌细胞的生长和转移，故海参也是抗癌的海上珍品，可用于乳腺癌、肝癌、肺癌、胃癌、鼻咽癌、骨癌、卵巢癌、脑癌及手术后患者的治疗。

海参常见食用方法，如火腿烧海参，具有补血益精、养血充髓的功效。

现在食用海参很风靡，但因其蛋白质含量很高，因此对于当下的因营养过剩引起的富贵病，包括乳腺癌，要适度控制。癌症患者如果食用，最好一周内不超过 2 条为宜。

海藻：调节雌激素水平

海藻，是生长在海中的藻类，常见的如海带、紫菜、裙带菜、鹿角菜等，其药用功效早在《神农本草经》中就有记载。

近年来，人们不断从海藻中发现多种具有防癌抗癌、抗细菌、抗病毒、抗凝血等功能性物质。

有研究者对凹顶藻提取物对实验性大鼠乳腺癌的抑制作用进行研究，表明凹顶藻提取物在大鼠体内有较强的抑瘤活性。

对海藻的一项研究显示，它可以降低雌二醇的水平，这一作用可以用于治疗激素依赖性癌症，如乳腺癌等。研究显示，在服用海藻（每天 35 毫克）4 周后，可以将雌二醇的水平从 48.9 ng/L 降低到 36.7 ng/L。在体外试验中，海藻提取物可以使人卵巢细胞培养物中的雌二醇水平降低 23%～35%。

中医学认为，海藻类的食物有清热解毒、软坚散结等作用。因此，海藻是中医预防乳腺癌的常用药。

现在沿海大城市地区，海鲜摄入较多，而且居民普遍食用加碘盐，由于碘摄入过量，导致甲状腺肿大、甲状腺结节发病较多。故东部沿海地区患有甲状腺肿块的乳腺癌患者，建议不要多吃海藻类食物。

海带：调节内分泌，减少乳腺癌发生

海带又名昆布，含碘丰富，也是一味药食两用类的食材。中医认为，海带性寒、味咸，有软坚化痰、利水泄热等作用，可用于治疗瘿瘤、结核、水肿等症。

海带属于藻类植物，含有大量碘，其能促使卵巢滤泡黄体化，调节内分泌，降低乳腺增生，从而减少乳腺癌的发生。

据统计，日本女性乳腺癌的发病率比英、美等国低得多，即使得了乳腺癌后的存活时间也比较长，认为这种现象与日本女性长期喜欢食用海带有关。

因此，海带炒、炖、烧汤等长期食用，可作为预防乳腺癌的药膳和辅助治疗食品。

但现在沿海大城市地区，甲状腺结节发病较多，要慎食海带、紫菜之类含碘量很高的食物。

笔者随导师门诊，见过一位60多岁女性患者，工程师出身，乳腺癌肺转移。最初进展较快，经过中西医治疗后，病情控制，肺内病灶明显缩小。有一年过年后，听信朋友说海带可以抗乳腺癌，故年后就拼命食用海带，约5月份，突然发现脖子有肿块隆起，质硬，呼吸不畅。经检查，可疑癌变。导师何教授一看，肯定不会是乳腺癌转移，进一步活检确定，为甲状腺癌。其先生回忆起爱人25年前曾经甲状腺做过手术。一查原始资料，当时是腺瘤，局灶性癌变。遂恍然大悟，原来就是拼命进食海带惹的祸！患者因此大受打击，情绪没再好转，一年余抑郁而死。先生悲痛欲绝，连连说：再难的乳腺癌转移肺都挺过来了，却因为误区（多食海带可抗癌），冤死于较易控制的甲状腺癌……

　　今非昔比！缺碘已经少见。乳腺癌的女性患者，往往同时伴有甲状腺增生、桥本甲状腺炎等，这些病，本身就可能对碘比较敏感。除非吃无碘盐，否则，海藻、海带之类含碘量高的食物宜控制，不宜多吃。因为人类碘的摄入，必须维持在一个合理的量，绝非多多益善。

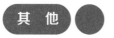

绿茶：多饮茶可抗癌

　　茶最初是以中草药的形式出现的，作为药物使用，已有数千年历史。相传几千年前我国就用茶治病，在世界最早的药学专著《神农本草经》中就有"神农尝百草，日遇七十二毒，得荼而解之"记载，"荼"就是"茶"的早期异形字。

茶的潜在有益作用归因于其含有大量的生物活性化合物，其中三分之一属于多酚类，儿茶素是茶中最重要的多酚类。通过对绿茶的潜在益处进行多项研究后，发现与其他茶相比，绿茶保留了大量的儿茶素。

表没食子儿茶素没食子酸酯（EGCG）属于类黄酮家族的儿茶素类，也是绿茶的主要儿茶素成分。有研究认为，绿茶多酚和 EGCG 对乳腺癌、皮肤癌、结肠癌、肺癌、前列腺癌、肝癌和胃癌等，都具有预防性和可能的化学治疗类作用。研究表明，绿茶能够抑制肿瘤的发生，可以通过破坏转录因子的活性以及改变参与细胞增殖、血管生成和生长基因等方式，来实现抗癌活性等目的。

多项研究表明，多饮茶可以降低乳腺癌的发病率。研究认为，茶多酚可减弱自由基对 DNA 的损伤，终止链锁反应，从而防止 DNA 损伤及细胞癌变等，提高机体免疫力，甚至可直接抑制癌细胞生长，杀死癌细胞。

绿茶除含有大量具有防癌抗癌作用的维生素和微量元素外，还含有多种能阻止和减慢多种癌症发展各个阶段的生物活性物质，所以，也有助于预防乳腺癌的发生与发展，促进患者的康复。

有研究者在浙江大学医学部 4 个教学医院开展的一项病例对照研究结果表明：中国妇女经常饮用好品质的绿茶，可以有效地降低患乳腺癌的风险，这可能是与绿茶中含有对抗乳腺癌的茶多酚等有关。

茶叶虽好，但饮茶方法也大有讲究。不宜空腹饮茶，空腹饮茶，会出现心慌、尿频等不良反应，还会影响人体对各种营养素的吸收。茶有寒、凉、温、热之分，春夏季节，宜多饮绿茶类偏寒性的茶；秋冬季节，多饮乌龙、红茶等偏温性的茶。

生姜：减轻化疗副作用

生姜是人们日常饮食中常见的调味品，几乎每天都要食用。因其有温中散寒、发汗解毒等作用，因此，在风寒感冒时，常和葱白或红糖共煮，以祛寒解表。

有学者研究发现，生姜作为食用香料使用时，能显著增加唾液的分泌量，增强淀粉酶的活性；姜黄素能显著提高小鼠小肠消化酶的活性；尤其对多糖和低聚糖的裂解酶活性，具有明显的增强作用，从而促进消化功能。

中医学认为，生姜还有健胃止呕的作用，可用于恶心呕吐等症。美国科学家通过研究发现，含有姜汁的饮料可以被用来缓解癌症化疗中所产生的恶心或胃部不适等症状，而且，还可以减少化疗中抗恶心药物的使用量。

密歇根大学的研究人员也发现：生姜能消除炎症反应，这有助于防范癌症。

干姜为姜的干燥根茎。本品大辛大热，比生姜更为辛热，可温中逐寒、回阳通脉。

炮姜乃取干姜块放在锅内用武火急炒至发泡鼓起，外皮呈焦黄色，内呈黄色，喷淋清水少许，取出晒干后即成。辛散之力已减，温守之力增强，擅长于温经止血，适用于脾肾阳虚所致的寒性腹泻等症。

除了生姜以外，高良姜也是一味药食两用之佳品。英国的研究发现，泰国菜肴中经常使用的辛辣调味料高良姜，具有防癌之效果。研究者从高良姜根茎内抽取汁液，用来治疗乳腺癌和肺癌，结果证明可显著减少癌细胞数量，并控制其发展。研究人员认为，高良姜不仅可杀死癌细胞，且可以保护正常细胞不受致癌物质之影响。

四

易导致乳腺癌的危险因素

　　学会选对食物，对防癌抗癌有积极的作用。但如果饮食不合理，常有一些饮食坏习惯，则不仅易导致乳腺癌，而且会加重患者病情，临床因此而出乱子的不在少数！不可不慎！

　　可以说，食物既可治癌，也可致癌。因此，了解生活中有哪些不良饮食因素对乳腺癌不利，并及早加以纠正，就显得尤为重要！

　　吸烟对女性的危害更大

　　近几年，因为生活压力或某些外界因素，促使女性吸烟的人数逐渐上升，上升的速率甚至超过了男性吸烟率，这也增加了女性罹患各种疾病的风险。

　　多项研究显示，由于女性与男性的生理差异，导致女性吸烟受到的危害远超过男性。世界著名医学杂志《柳叶刀》上的多篇研究证明，女性吸烟比男性吸烟更容易罹患某些疾病，会高出 35％的患病风险。

　　女性吸烟会对生殖健康产生巨大的负面影响，会导致罹患乳腺癌、宫颈癌等风险增大。早在 1994 年，美国癌症协会（American Cancer Society）就报道指出，吸烟会使女性增加 75%（甚至更多）的患乳腺癌风险，特别是在青春期开始吸烟或有该家族病史的女性。一篇近 80 000 名停经妇女的大型研究发现，目前有吸烟习惯者的乳腺癌风险增加了 16%；另一篇研究发现，目前有抽烟者的乳腺癌死亡率比未曾抽烟者高出 39%。

研究表明，吸烟可能会影响激素的产生。此外，香烟中发现的某些化学物质，如 1,3-丁二烯和苯，会损害生殖系统，并可能降低女性的生育能力。

吸烟的危害已经被众人熟知，但是"二手烟"的危害却尚未被重视。亚洲女性有些基因特别脆弱，吸入二手烟致癌的概率更高。二手烟会增加成年人患乳腺癌、鼻窦癌、鼻咽癌等癌症的风险，以及儿童患白血病、淋巴癌和脑癌等的危险。

研究认为，香烟从点燃开始便产生数千种化合物，其中，包括 60 多种公认的致癌物，如 N-亚硝胺和多环芳烃等。当吸烟者摄入了大量的此类致癌物后，体内发生一系列的代谢氧化反应，影响正常的 DNA 合成，并扰乱人体的细胞修复系统，最终导致肿瘤细胞的生长和癌症发生。

因此，女人保护自己健康的最好方法是永远不要吸烟。对于吸烟的女性来说，戒烟就是最好的选择，而且越快越好，越早越好。研究认为，在戒烟的短短几年内，女性患癌症的风险就会降低。而戒烟后 10 年内，罹患癌症的风险可能下降一半。

超重/肥胖：加大患癌风险 ●

保持健康的方法之一就是始终确保体重在一个正常范围，避免超重和肥胖。

国际上衡量体重是否合适时最常使用的指标是体重指数（BMI）。

$$体重指数（BMI）＝体重（千克）/身高（米）^2$$

根据发布的《中国成年人超重和肥胖症预防控制指南》显示，BMI 低于 18.5，为体重过轻；18.5～23.9 为正常体重；24.0～27.9 为超重；28.0 及以上为肥胖。

从 20 世纪 80 年代开始，科学家就认为，过多摄入脂肪，体重增加会增加患癌风险。新的研究发现：饮食、体重与癌症的关联性远超人们的想象。研究者列出了六种受肥胖影响较大的癌症——乳腺癌、胆囊癌、胰腺癌、肠癌、子宫内膜癌、肾癌，称已找到"令人信服的"证据能证明它们之间确有关联。

而女性更年期后超重或肥胖会增加患乳腺癌的风险。第三版指南显示，与保持健康体重（尤其是更年期后）的女性相比，超重和肥胖的女性患乳腺癌的风险较高，并且，超重会增加女性复发乳腺癌的风险。

天津有一位患者，35 岁，身高 160 厘米左右，她告诉笔者："当自己查出来是乳腺癌时，体重有 85 千克，后来又查出自己患有糖尿病。去看医生，医生告诉她，你现在的治疗方案就是两个字：减肥！确实，不减肥不行了。

该患者以前特别爱吃肉，喜好香肠、腊肠之类的。后来她痛下决心，少吃肉、多吃些植物类食物，再加强运动，效果还真好！当笔者看到她时，大约 65 千克，效果很明显。她告诉笔者，虽然有糖尿病，但她控制饮食，多运动，基本上没什么问题。手术后康复得也很好。

随着年龄的增长，减肥可能会变得更加困难，而通过改变饮食习惯和定期运动却可以慢慢达成目标。多项研究发现，锻炼是一种有益于乳房的习惯，运动可以降低乳腺癌的风险，其影响远不止于减重。

因此，为了防止超重和肥胖，要限制碳水化合物和酒精等的摄入量；少吃红肉，避免摄入过多的加工肉；多食用一些新鲜的蔬果、粗粮等；选择饮品时避免一些含糖的果汁；烹饪过程中尽量做到少油、低盐、少调料。

尽管需要时间来适应这样的口味改变，但是对人们的身体健康却是益处满满。

爱吃甜食的嗜好，要改改了

女性相对于男性，更喜欢吃甜食。精美的蛋糕、甜点、蝴蝶酥等，色香味诱人，是很多女性的心头好，备受喜爱。那这些好吃美味的甜食，对健康是好是坏呢？

这些甜食之所以有甜味，与其中含有较多的葡萄糖、果糖和蔗糖等呈现甜味的成分有关系。但是目前越来越多的证据表明，这些呈现甜味的糖成分吃得太多，会对健康造成危害。

有研究认为，大量摄入糖类物质，可能使血浆中的胰岛素样因子和血糖长期维持在较高水平，而胰岛素样因子在乳腺癌的发生过程中可能起着促进作用。所以，高糖饮食可能是乳腺癌的风险因子。据美国"合众国际社"报道，美国得克萨斯大学的科学家发现：典型的西方饮食中所含有的大量糖分会提高罹患乳腺癌的风险，并加强这种肿瘤向肺部扩散的可能性。

那少吃这些糖，人体能量从何而来呢？除了蛋白质和脂肪供能以外，能量主要从淀粉中来，而淀粉主要来自于主食，如米、面以及荞麦、燕麦、玉米等粗粮。

这些粗粮，不仅可以给人体提供能量，而且由于加工不过于精细，保留了谷类外层更多的营养素，包括膳食纤维、维生素和矿物质等，还含有不消化的抗性淀粉。人体虽然不能消化吸收膳食纤维，但膳食纤维对健康非常有帮助，如降低血液胆固醇、预防癌症、减轻体重等。

因此，建议少吃糖。根据 2016 年出版的《中国居民膳食指南》的建议，每天添加糖摄入不超过 50 克，最好控制在 25 克以下。添加糖是指人工加入到食品中的糖类，包括饮料中的糖，具有甜味特征，常见的有白砂糖、绵白糖、冰糖、蜂蜜和红糖等。

营养补充剂：患者需谨慎

现如今，大家对健康越来越重视，在生活较为富足的大城市，一些健康保健意识浓厚且经济条件尚可的城市人群，特别是白领人群中，三餐之外补充营养素的大有人在。无论在药房、电视，还是网络上，也都大肆宣传着各种营养补充剂的好处，有些营养补充剂的广告效果堪称"神药"。

研究表明：当我们对身体需要的某一个营养成分，大量滥用之后，身体的回馈机制就会被麻痹。因为它认为我们的身体永远不虞匮乏，它的自我调节能力就会丧失。对人体所需营养素，科学界大都界定了其在健康范围内需要摄入的量，达到某种摄入量后，人们不再会出现因某种营养素摄入不足而导致的营养缺陷问题，但不存在多多益善之理。

如多项研究指出，某些营养补充剂会加速或诱导癌症的发生，如乳腺癌。2015 年，美国癌症研究协会研究发现，长期服用超量营养补充剂的人更容易患上癌症。美国癌症研究协会和世界癌症研究基金会在报告中提醒大家，不要食用额外的营养补充剂来预防癌症。

临床研究发现，乳腺癌患者中有 80% 的女性在治疗中同时服用多种营养补充剂，直接影响对乳腺癌的治疗。如很多女性听说维生素 E 有美容和提高免疫力的功效，就大量地补充维生素 E，殊不知长期过量地服用维生素 E，会促进体内性腺激素的分泌，增大患乳腺癌的风险。

因此，很多国家已对营养补充剂制定相应的管理措施，认为虽然这些营养补充剂确实存在有效成分，但需要时刻警惕其带来的一些不良的影响。

美国国立卫生研究院表示："通过吃各种健康天然食物就可以获取所需的所有营养。"营养补充剂虽然可以改善人体的某些健康状况，但是不可能取代对健康至关重要的原始食物。

其实，预防和配合治疗癌症最好的方式就是选择健康的生活和饮食方式，而不是依赖一个个合成的化学品，这样只会扰乱自身的代谢机制，削弱胃肠道消化吸收功能。

蛋白粉：乳腺癌患者的"白粉"

蛋白质是人体必需的营养素之一，可以说没有蛋白质就没有生命，它是机体组织细胞的构成成分，参与构成体内一些重要活性物质，修补更新组织，以及供能等作用。如果长期蛋白质摄入不足，会给机体带来很多健康问题，如患者伤口愈合不良、水肿、易于感染等。

近几年食用蛋白粉成为一种时尚，经常有患者询问："得了乳腺癌，能吃蛋白粉吗？"很多患者本已体重超标，甚或肥胖，却还在盲目补充蛋白粉，吃出问题的也大有人在！

研究表明，过度的蛋白质摄入可能会导致某些疾病的发生。美国一项长达 18 年的追踪调查中发现，50～65 岁的中老年人在生活中补充超量的蛋白质，与正常饮食的同龄人相比，罹患癌症的风险增加了 4 倍。蛋白粉的摄入对乳腺癌和黑色素肿瘤的发生和影响最为严重，认为过多摄入蛋白粉与乳腺癌的发生和复发有很大关联性。

何裕民教授曾经受邀到中国医学科学院肿瘤医院去会诊，有个患者包了医院的某个楼面朝东的一个大房间，足有几百平方米大。她才 40 岁，皮肤特别好，体质气色也不错，何教授的心中就犯嘀咕："一直在化疗，皮肤和体质还能这么好？"再一看，墙角有堆得高高的蛋白粉的空罐子。

何教授说："你生的是一般的浸润性导管癌，分级也不是很差，又没有淋巴转移，病情不是很复杂。你知道你为什么一直在化疗，指标还控制不住？因为你一直在补动物蛋白，动物蛋白是合成雌激素的前体。你这样补了，皮肤好了，胃口好了，看上去精神很好，体质也不错。但就是雌激素水平一直居高不下，等于你一直在'加油门'，而你真正需要的是'踩刹车'。"

因此，我们的经验：在饮食方面，这类患者应以清补为主，清淡饮食，可以适量吃些鱼肉、瘦猪肉、蛋类、豆制品等，以补充优质蛋白质，比蛋白粉和一般动物食品要好得多！

加工肉：尽量少吃

加工肉制品由腌、熏、晒、烤或添加化学防腐剂等方式来完成，制成品包括火腿、火腿肠、熏肉、香肠、腊肠、热狗等。

最原始的加工肉起源于古埃及，人们将盐巴撒在肉上，将肉晒干和使用冰雪来保存肉类，以期延长肉类的保质期。过去，这种加工方式是储藏肉类的重要手段之一。现代，城市里则更多的将其看成是一种风味食品，居民经常食用之，以调剂口味。

制作肉类食品时，会添加硝酸盐及亚硝酸盐类物质，既可抑制微生物，还能赋香，增强肉类的风味；且具有护色作用，使烹调后的肉与肉制品呈现良好色泽，能增强人们的食欲。但硝酸盐及亚硝酸盐为亚硝胺和亚硝酰胺的前体物质，在胃液中可转变为亚硝胺和亚硝酰胺，而亚硝胺和亚硝酰胺具有明确的致癌性。

第三版指南指出，经常食用加工过的肉制品将增加人们患癌的风险。加工肉已经被证实会增加患乳腺癌、结直肠癌、胰腺癌和肺癌等的风险。

因此，建议尽量少吃加工肉制品。平时如果偶尔调剂下口味食用时，可以采取以下方法，减少对人们的危害。

（1）如亚硝胺对日光较敏感，在紫外线下容易分解，因此，对添加了硝酸盐的腌肉、腊肠等，食用前宜多加日晒。

（2）亚硝胺在醋的作用下易于分解，烹调时调配些醋，则可以减少亚硝胺的危害。

（3）因肉类高温油煎后可产生亚硝基吡啶烷，使致癌性剧增，因此，腌肉制品，如香肠和咸肉等，应避免油煎。

（4）食用腌肉制品时还应多食用一些富含维生素 C 的蔬菜水果，有利于中和/削减亚硝胺的毒性。

烧烤食物易致乳腺癌

近年来，除了传统的街边烤翅、烤羊肉串以外，各式花样的韩式烤肉也备受人们青睐，可以喝酒助兴，好不热闹。但在一饱口福之时，你是否意识到：吃下去的一片片烤肉是否对健康有不利影响呢？

科学研究已经证明：明火烧烤时，会产生大量的致癌物。

烤肉中的致癌物有两类：一类是多环芳烃（PAHs），另一类是杂环胺。PAHs是最早被认识到的、至今也是最主要的、数量最多的化学致癌物。它在自然界中广泛存在，种类繁多，如在烤肉中发现的苯并芘就是其中最著名的一种，也是最早被人类认识的化学致癌物。

烤肉时，油滴（脂肪）会滴落到烧烤架上，并产生大量的烟雾，其中就含致癌化学物质PAHs。烟雾会将PAHs下沉到正在烧烤的食物上。苯并芘既可以通过烤肉进入消化道，也可以通过烤肉的烟雾进入呼吸道。苯并芘会在体内蓄积，能诱发胃癌、肠癌、胰腺癌等。在动物实验中则可引起乳腺癌、结肠癌等。

为尽可能地减少烧烤带来的消极影响，哈佛大学癌症研究院教授从烹饪时间、烹饪温度等方面为烧烤烹饪提出一些改善建议：

（1）可使用柠檬和醋腌制肉类。有研究表明，这样的做法可减少烧烤时 57％～88％ 杂环胺的形成。而一些浓调料，如蜂蜜、糖等，长时间高温炙烤会导致烤肉表皮烤焦而产生大量致癌物。

（2）烧烤时可使用锡箔纸将烤物包裹，并在锡箔纸上戳上小孔，让烤物的油脂可以顺着小孔滴落，同时还可以防止烧烤产生的油烟回升至肉中。

（3）在此轮烤肉结束后应清洁烤盘，或者直接更换烤盘。持续烹饪残留的肉类和脂肪会导致更多的致癌物产生。

油炸食物，好吃但危险

油炸食物就是长辈口中常说的一种"垃圾食物"，其实油炸食物不仅在我国备受欢迎，也是西方常见的一种烹饪形式。在我国，传统菜肴上都有油炸食物的身影，如常吃的炸麻花、炸春卷、油条和零食薯片等；西方快餐绝大多数也通过油炸进行烹饪。据调查，亚洲妇女的烹饪习惯常采用"油炸"形式，亚洲人每周至少食用 4 次或者 4 次以上经高温油炸的食物。

油炸食品为什么如此受到大众的偏爱？这源于油炸食品独特的口味，食物裹上面包糠，再在油中打个圈，就变成了穿着酥脆外壳的美味食物。

但研究发现，食物在高温油烹饪时，会伴随着众多具有诱变和致癌性的化合物产生，比如丙烯酰胺等。瑞典国家食品管理局在 2002 年提出当烘烤或者油炸淀粉类食物时，会在食物中形成丙烯酰胺。丙烯酰胺是一种有毒性的无色无味小分子。根据中国香港研究院的报道，当食物在 130℃ 的油中时就会产生丙烯酰胺，它是一种已被证实的人类致癌物。

另外，与烧烤一样，油炸物也会产生大量的油烟，油烟中含有 PAHs，通过呼吸进入体内。不仅如此，油炸物经过高温烹饪后，也会在肉中形成杂环胺，具有致癌性。

目前还没有具体降低食品中丙烯酰胺水平的好方法，最好的预防措施就是注意食物的合理加工方式。在煎、炸、烘、烤食物时，避免温度过高、时间过长；提倡采用蒸、煮、炖等少油、过水的烹调方法。

乳腺癌：红酒并不安全

关于酒和肿瘤的关系是个欲说还休的话题，实际上，这里充斥商业利益。至于白酒不利于健康，不用讨论，自有定论，绝对有害。何裕民教授一直认为，很长时间之所以认为红酒（特别是法国）有利于健康，包括预防心血管疾病等，前几年某酒还炒得特别热，实际上是商业利益在后面作祟。没有充分证据说明某某红酒一定比其他的更好！只是某某酒背后的利益集团包装炒作得更巧妙而已。而酒精（包括红酒、黄酒、啤酒等凡是含酒精的饮料）对肿瘤患者的意义，国际医学界是有定论的。

世纪之交前，不反对喝酒，少量红酒可能有一定好处。但是第二版（2007年）的癌症指南非常明确，综合世界研究资料，对任何肿瘤来说，含酒精的饮料都是不利的。乳腺患者也同样，无所谓白酒还是红酒等。故应该明确地反对喝酒。

相对于男性，女性的体内脂肪比男性高，对酒精的消耗也就比男性更多，因而喝酒对女性的危害比男性更大。Longnecker等报道，每天饮酒3次以上的妇女患乳腺癌的危险性增加了50%～70%。《美国医学会杂志》发表的一项研究显示，即使每周只饮200～400毫升红酒，罹患乳腺癌的风险也会增加。

很多人认为，长期过量饮用白酒对健康有害，红酒对健康的危害性不大。但这种认识是错误的。

有这样一位患者，东北人，在上海做红酒销售，平时应酬很多，因为职业的关系，她特能喝酒。白酒、红酒、黄酒都不在话下。而且她听别人说，喝红酒能美容。而自己从事这一行，那更方便了，平时一个人没事的时候也常喝红酒，有时一次能喝一瓶红酒。因为人豪爽，生意也一直不错。2012 年初，发觉喝酒后人不舒服，吃不消了，而且乳房有硬结，到医院一查，是乳腺癌。

由此可见，不管什么种类的酒精性饮料，都可能有致癌性，不同酒精性饮料之间无差异性。这是第三版指南的明确定论。

目前关于酒精增加乳腺癌患病风险的机制，多数观点认为：

（1）酒精增加了人体血液中雌激素水平和雌激素受体的敏感性，特别是雌酮和硫酸脱氢表雄酮，从而增强了对乳腺组织的刺激，增加了正常乳腺组织→乳腺增生→非典型增生→乳腺癌的演变可能。

（2）酒类摄入后代谢可产生大量有毒物质（活性氧等），这些物质可以干扰 DNA 的修复，增加染色体的畸变和基因点突变，为乳腺肿瘤的发生提供了条件，也影响了机体对营养物质的吸收。

当然，如好友在一起，或逢年过节，偶尔喝一点点（所谓偶尔喝一点，就是每周不超过 1～2 次，每次不超过 50 毫升酒精含量，红酒差不多不超过 200 毫升）未尝不可。未尝不可是指通过身体可能的轻微伤害"换取"心理上、亲情上的短暂愉悦、松弛。

但酒精对肿瘤患者是不利的，包括乳腺癌，这是定论。

五

三因制宜调饮食

中医学一直强调因人、因时、因地制宜，即在总原则确定的前提下，还需具体问题具体分析，分别对待。对于乳腺癌患者的饮食调理，何裕民教授善于运用这一权变之法。临床上，常常根据患者的性别、年龄、营养状况、体质差异、季节和地域特点等，区别对待，收效甚好。

现代营养学的饮食建议

在全世界范围内不同饮食习惯的国家或地区，乳腺癌发病的危险性存在着差异，北美、北欧及澳大利亚等发达国家乳腺癌高发。而一些亚洲国家如中国、日本及新加坡等乳腺癌发病率较低，提示饮食因素与乳腺癌存在密切关系。研究显示，散发性乳腺癌中，70%的病因来自环境因素，特别是饮食因素。因此乳腺癌的饮食治疗显得尤为重要，合理的饮食治疗不仅可以起到防病治病、辅助药物治疗的作用，也可以预防乳腺癌的复发转移。

根据现代营养学的研究成果，建议乳腺癌患者在日常饮食中需注意以下几点：

1. 能量　能量供给过多易引起患者肥胖，且乳腺癌的发生与能量摄入过多有关；能量供给过少又易引起或加重患者营养不良，甚至导致恶病质。所以，能量供给应视患者营养状况、活动量、年龄而定，以能使患者保持正常体重为宜。在没有严重并发症的情况下，每天供给能量 1800 千卡左右即可。

2. 蛋白质　因疾病的原因，乳腺癌患者的有效摄入量减少，加之肿瘤高代谢，蛋白质消耗增加。手术、放疗、化疗也会对机体正常组织造成不同程度的损伤，损伤组织的修复需要大量的蛋白质。因此，蛋白质供给量要充足。供给量应占总能量的 10％～15％，其中优质蛋白质应占 30％～50％，优质蛋白质包括鸡蛋、牛奶、鱼肉、虾、鸡肉、鸭肉、大豆（黄豆、黑豆和青豆）及豆制品等。

3. 脂肪　乳腺癌的发生与动物性脂肪摄入过多有关。脂肪供给量要限制，应占总能量的 15％～20％，动物性脂肪含有丰富的饱和脂肪酸，植物性脂肪含有丰富的多不饱和脂肪酸，两种脂肪中都含有单不饱和脂肪酸。因此建议烹调时应用植物油，从日常动物性食物中获得动物性脂肪，经常食用鱼类，鱼类脂肪中含有比较丰富的不饱和脂肪酸，并注意控制膳食中脂肪摄入总量。

4. 碳水化合物　碳水化合物是主要供能物质，应占总能量的 50％～65％。供给足够的碳水化合物可以改善患者的营养状况，减少蛋白质的消耗，保证蛋白质的充分利用。另外，建议乳腺癌患者增加膳食纤维的供给，多吃蔬菜、水果、豆类等植物性食物。

5. 维生素和矿物质　乳腺癌的发生与机体某些维生素和矿物质缺乏密切相关。若膳食调整不能满足需要，可给予相应制剂，保证患者摄入足够的维生素和矿物质。

6. 特殊营养成分　有些食物含有某些特殊物质，具有很强的防癌、抑癌作用，如香菇、大蒜、柑橘、金针菇、灵芝等中含有多糖类物质，前文已经详细介绍了这类食物，乳腺癌患者可适量食用。

7. 其他　肝功能不全的乳腺癌患者应限制水、钠摄入；肾功能不全时应限制蛋白质摄入；接受化疗时，可在医生指导下适当控制饮食，采用"轻断食"方法；放疗时，饮食宜清淡；对于伴有严重消化吸收功能障碍者，可选用经肠要素营养和/或肠外营养，防止出现恶病质状态。

中医调理乳腺癌的饮食原则

中医学对食疗向来极为重视，并把能否正确运用食疗治病作为衡量医者技术良莠的重要标准之一。［唐］孙思邈在《备急千金要方》中曰："安身之本必资于食，食能排邪而安脏腑，悦神志以资气血，若能用食平疴，释情遣疾者，可谓良工。"

乳腺癌的发生与不合理饮食有很大的关系。治疗时，对于与患者病情不相宜的食物，医生应嘱咐患者避免食用，以免促使病情进展。并应注重利用食物（谷、肉、果、蔬）性味方面的偏颇特性，以偏纠偏，调整患者的体质，提高抗癌力，促进康复。

中医调整乳腺癌的饮食原则如下：

1. 膳食平衡，食物多样化　《黄帝内经》明确指出："五谷为养，五果为助，五畜为益，五菜为充，气味合而服之，以补精益气。"这是中国传统膳食的杂食平衡观。

2. 食量有节　龙遵叙在《饮食坤言》中指出："多食之人有五苦：一是大便数，二是小便多，三是扰睡眠，四是身重不堪修业，五者多患食不消化，自滞多苦。"饮食过饱会损伤肠胃功能，加重肥胖，不利于乳腺癌病情的控制。饮食不足同样也会对人体产生危害。《灵枢·五味》曰："故谷不入，半日则气衰，一日则气少矣。"说明饮食物是人体气血的来源。进食量不足会导致气血衰少，进而正气亏虚，无力抗癌。

3. 三因制宜　人是自然界的一分子，饮食养生也应顺应自然变化规律。由于时间有四季昼夜之更替，地有东西南北中之分布，人有性别、年龄、体质的不同，因此要合理地因时、因地、因人制定食疗方案。

4. 辨证施膳　辨证论治是中医治疗疾病的指导原则，即在临床治疗时要根据病情的寒热虚实，结合人的体质，进行辨证治疗。中医食疗和中药治疗一样，也需要进行辨证。张仲景在《金匮要略》中指出："所食之味有与病相宜，有与身为害，若得相宜则补体，害则成疾。"

乳腺癌的发病与情志失调、肝气郁结、气滞血瘀、痰湿凝聚等有关。肝气郁结者宜多吃具有疏肝理气作用的食物，如香橼、橙子、陈皮、佛手、柑橘、荞麦、高粱米、白萝卜、茴香菜等。血瘀者宜多吃具有活血化瘀作用的食物，如桃仁、油菜、慈姑、茄子、山楂、玫瑰花等。痰湿凝聚者宜多吃具有化痰除湿作用的食物，如茯苓、魔芋、白扁豆、丝瓜、海蜇、海带、紫菜等。

5. 尤重脾胃 "脾胃为人体后天之本"，人所饮所食皆需通过脾胃的受纳、运化，始能化为气血，濡养全身。因此，调理脾胃是饮食养生的核心。饮食疗法能否实施，实施后能否达到预期的效果，关键取决于脾胃的功能状态。若遇脾胃功能障碍者，则更要以调理脾胃为先，待脾胃功能恢复后，再随证治疗。即使自觉胃口不错的患者，饮食养生时也要适量加入健脾养胃、消食助运之品，如山药、薏苡仁、莲子、芡实、猪肚、党参、太子参、白术、陈皮、山楂、神曲、麦芽等。

因人制宜调饮食

老年患者：以易吸收为准，常宜补充点消化酶、益生菌等

老年人随着年龄的增加，消化功能衰退，同时可能因为活动量相对减少，牙齿松动脱落，情绪不佳等因素导致老年人食欲减退，胃口不大，尤不喜油腻的肉食等。时间一长，容易出现能量和必需营养素摄入之不足，出现体重下降、贫血、低蛋白血症、免疫功能和抵抗力下降等症状，不利于机体康复。

因此，除了医生叮嘱的禁忌食物，如人参、蛋白粉、雪蛤、蜂王浆等尽量不吃外，家属不要对老年患者限制太多，"胃以喜为补"，偶尔老人想吃点腐乳、咸菜等增加胃口的食物，也不宜反对，只要注意控制这些食物的量即可。

此外，老年患者要注意饮食的合理搭配，保证充足的能量和营养素摄入，以改善体质，提高机体的抗癌力。日常多烹调一些营养丰富、容易消化吸收的食物，宜优先选择奶类、瘦

肉、禽类、鱼虾和大豆制品。老人消化能力弱，牙口不太好，肉食要注意煮烂，或在粥中加入少量肉末、菜末等，或做成鱼丸、肉丸、汤羹，再配上各种颜色的新鲜果蔬类，以蒸、炒、煮、炖等烹调方法为首选。尽量做到膳食多样化、多彩化、多形化、易咀嚼、易消化，以提高老人的食欲，保证能量和优质蛋白质的摄入，使体重维持在正常范围。

老人由于胃肠功能减弱，一次进食较多，食物不易消化吸收，可少量多餐，每天进餐 4～5 次，这样既可以保证摄入充足的食物，又可以使食物得到充分吸收和利用。

老年患者吸收功能弱，宜常常补充点消化酶、益生菌等。消化酶，又称酵素，是生物体中具有催化功能的蛋白质，它主要是由消化腺和消化系统分泌的、具有促消化作用的酶类。在消化酶中，依消化对象的不同，大致可分为蛋白酶、淀粉酶、脂肪酶和纤维素酶等。临床常用的消化酶药物，如慷彼申、多酶片、酵母片、得美通等。我们对老年乳腺癌患者就常用得每通、多酶片、酵母片等，效果不错。老年人往往喜欢吃腐乳等，特别是女性，且她们常反映吃了舒服。其实，就是因为腐乳中也含有大量的消化酶等。此外，对此类患者，嘱其经常补充点益生菌，且各种类型的益生菌，大有裨益。

体弱患者：清补为主

患病后，由于受手术、放化疗、心理等因素的影响，有些患者往往表现出身体虚弱状态，如胃口欠佳、早饱、泄泻、消瘦、乏力、贫血等。

家属心想：人虚，就要好好地补补。每天给患者吃什么呢？今天甲鱼汤，明天炖海参，后天熬阿胶。有些体弱的患者急于尽快恢复，明知吃不下，而且消化吸收不了，硬是"填鸭式"地强食。结果，不但起不到补益作用，还表现出腹胀、腹痛等消化不良的症状，增加胃肠道负担，适得其反！

有些患者和家属则想当然地认为，补品吃进肚子里，身体吸收了其中的营养，体质就会强壮起来，免疫力也会提高。其实，这种想法是很天真的。

对此，可打个比方：灾民和强盗同时困于粮食紧缺灾区，这时候如空投粮食，灾民是很难受益的，因为他们肯定抢不过强盗。比照正常细胞，癌细胞就是强盗，它们有超常的生长能力和繁殖能力，如果乱给补药，可能结果适得其反。一味进食补品，等于也在为癌细胞的快速增殖源源不断地输送营养。

所以，对这类体弱的患者，既不能一味控制饮食，也不能盲目纵食。何裕民教授提出的饮食原则是以"清补"为主。"清补"有两方面含义：一方面是说饮食要慢慢补，不宜急于一口吃成个胖子，补得过多，造成营养过剩也有可能导致复发或者转移，所以强调要细火慢熬，慢慢调补，且要调整好肠胃后再补（调整肠胃可参见上面一条，适当补充点益生菌、消化酶之类）。另一方面，不要过于进食高脂肪、高蛋白质、高热量等食物，防范"碍胃"（中医叫"纳呆"），注意平衡膳食、荤素搭配。如 1 天 1 两（50 克）肉、1 个鸡蛋、1～2 两（50～100 克）鱼，碳水化合物根据每个人的情况摄入，多吃蔬菜和水果，这就是清补。

这种清补基本上能满足一个人的生理需求，而且很容易吸收，不至于因为补得太过而导致恶性结果的出现。

超重/肥胖患者：管住嘴，控制体重

现有研究已明确，乳腺癌患者怕胖，而且胖的、上了年纪的女性，更容易患上乳腺癌，胖人也更容易乳腺癌复发。故毋庸置疑，乳腺癌患者控制体重、控制代谢、减肥、控制血脂是最关键的。

对此，可以有很多方法加以解决：首先让乳腺癌患者意识到胖不是好事情，胖会增加心肾负担，胖会增加雌激素及炎症水平，胖会增加乳腺癌的复发率，先把认识提高。其次，可以通过综合手段，控制饮食、加强运动，包括采纳轻断食、控制碳水化合物甚至低酮饮食等来控制。再次，还可以适当用一些十分安全的药物，如目前比较推荐的有"二甲双胍"类的，既控制血脂、炎症，配合饮食，也可达到控制体重之功。此外，对肥胖者，改善睡眠也很重要。

临床上，何裕民教授对初诊乳腺癌患者偏胖的，一定会叮嘱想方设法控制体重。很多女性被教授提醒后，经过自己努力，常控制得良好。

> 某女性刚刚 50 出头，体重已达到 80 多千克了，手术后气喘吁吁、虚汗不止，教授一边给她开方调整，一边叮咛她一定要控制体重，并从饮食调整、加强活动等多角度给她建议。结果，此人半年多降了 12 千克，非常高兴，各方面都比以前轻松多了。

其实，控制肥胖并不是难事，多个环节考虑，持之以恒，常常可以起到很好效果。对此，还可参考有关控制体重之书籍。

乳腺多结节患者：软坚散结、通经络

乳腺癌患者可能一侧乳腺癌变了，做了手术，但剩余乳腺还有可能伴有多发性结节，可能具有囊肿体质特点（这类体质体内多囊肿、腺瘤、息肉等），对此要综合考虑，必要时加强治疗。何裕民教授特别强调：如果此类患者甲状腺没有大问题，既没有甲状腺功能障碍，又没有甲状腺形态问题，且早期没有桥本甲状腺炎等情况，可以采取软坚散结、疏通经络等方法。对于有这种病症者，如果体态偏胖，大便不太好，比较纠结的，他经常会建议患者多食海裙菜，还可以加点蒲公英、炒决明子等。

> 某乳腺癌患者做完手术了，另侧乳腺还有多个乳腺结节，2～3级之间，甲状腺功能偏弱，明确没有桥本甲状腺炎，兼见便秘，情绪偏忧郁，平时很少吃海产品。何裕民教授建议她多吃裙带菜，裙带菜本身有软坚散结之功，又有助于通便，且配合疏肝理气，加炒决明子等，不久，她大便通畅，各方面症状好转，一段时间后，体质改善。2～3年后，乳腺结节也有所控制。与此同时，何裕民教授强调她必须要定期查乳腺、甲状腺等。因为裙带菜可软坚散结的同时，增加了碘的摄入，很可能会影响到碘的代谢，故需经常查查甲状腺功能，以免引起副作用。

作为补充，裙带菜营养价值很高，每百克干品含粗蛋白11.6克，含十几种人体必需的氨基酸、钙、碘、锌、硒、叶酸、维生素 A 和维生素 C 等含量也高，钙含量是牛奶的 9 倍，铁含量高于菠菜，含碘量也高，对骨骼、智力等都极为有益。

辨证、辨体施食

辨证论治是中医学的一条基本原则，这一原则不仅贯彻于中医临床用药的全过程中，而且也体现在饮食疗法中。

每个人体质不同，疾病证型也不同。食物也有各自的性味、归经、功效。食疗方只有符合辨证、辨体施食的原则，才能发挥辅助治疗的功效。若不对症，则会发生"甲之蜜糖，乙之砒霜"的状况。

我们经常看到这样的现象，一到入冬，很多人就开始吃补药，或者到医院开膏方进补，有些膏方中一味追求名贵的中药材，如人参、鹿茸、阿胶等，患者也觉得价格越贵、效果越好。在临床中，这一现象则尤为突出。患者患病后，无论年龄、胖瘦、体质的差异，往往急于求补。

> 笔者曾经遇到一位患者，50 岁左右，门诊时，笑眯眯地问笔者：老家亲戚来看她时，送了她一只野山参，怎么吃比较好？每次吃几克？并且强调这是正宗的野山参，非常补！笔者一看患者体型，胖墩墩的，再看舌头，舌瘦红少苔，而且患者告诉笔者，最近还有潮热盗汗，心悸失眠，头晕头胀，口干，容易发口疮，大便干结等症状。很明显，患者目前属于阴虚火旺的状态，再吃热性的野山参只会火上浇油，加重症状，还会刺激肿瘤细胞的生长。笔者便好言相劝，这野山参是好东西，可惜不适合你吃，吃

了要帮倒忙的。

如今我们餐桌上的食物越来越丰盛，我们已经从以前的"吃饱求生存"，到现在的"吃好求健康"的状态。今天城市里人的体质特点和以前大不相同，不都是虚。疾病的易罹患倾向也有所改变——代谢综合征、心脑血管疾病、癌症、糖尿病等成为疾病之主体，而不是过去的传染性疾病、消耗性疾病及营养不良的虚弱体质等。所以，今天的调补也要注重针对性原则，贯彻与时俱进，辨证、辨体施食等的原则和精神。

所谓"辨证"，就是将四诊所收集的资料、症状和体征，通过分析、综合，辨清疾病的原因、性质、部位以及邪正之间的关系，概括判断为某种性质的"证"。"施食"，则是根据辨证的结果，确定相应的食疗方案、方法。同样，辨证是决定食疗方案的前提和依据，施食则是实施该食疗方案以治疗疾病的手段方法之一。"辨证施食"是饮食治疗的基本原则。

所谓"体"，亦即体质，是指机体在生命发展过程中的某一阶段的生理特性概括。人群中的个体，在其生、长、壮、老、已的过程中，由于受天时、地理、人事等自然因素和社会环境之制约，以及个体自身的遗传和年龄、性别等内在因素的影响，形成了个体在机体结构、功能和代谢等各方面的特殊性。所以，不同的人体质类型可能存在着诸多不同，同一个人在不同的时期也可以表现为不同的体质特点。这种特殊性包含了机体的正气之盛衰，脏腑功能之偏颇，身心功能是否协调稳定等，从而体现出个体抗邪能力之强弱。

所谓"辨体"，就是将四诊（望、闻、问、切）所收集的人的一般身体信息资料，借助中医理论进行分析，从而概括、判断为某种性质的体质类型。"施食"，则是根据辨"体"的结果，确定相应的食养方法。辨体是决定具体食养方案的前提和依据，施食则是实施该饮食养生方案的具体手段和方法。

辨体、辨证施食是中医食疗的重要特点之一，中医学认为，由于人体阴阳气血的盛衰，体质可有阴阳气血的偏盛偏衰，因而有不同的体质。对于偏颇体质者，通过辨证施食，能调节机体的脏腑功能，促进内环境恢复协调，趋于平衡稳定。

下面是我们对乳腺癌常见的 7 种体质给予的饮食建议，可供参考：

1. 气虚体质　常表现为平素语音低弱，气短懒言，容易疲乏，精神不振，易出汗，舌淡红，舌边有齿痕，脉弱等。特点是元气不足，适宜食用小米、山药、红薯、马铃薯、胡萝卜、猴头菇、豆腐、鸡肉、鹅肉、鹌鹑、青鱼、鲢鱼、黄鱼等，具有补气功效的食品。

中医学认为："气为血之帅，血为气之母。"所以，在补气的同时加入补血的食材，往往会收到更好的效果。常见补血的食材有红枣、黑木耳、瘦肉、猪肝、黄鳝、鳜鱼等。

2. 阳虚体质　常表现为平素畏冷，手足不温，喜热饮食，精神不振，睡眠偏多，大便溏薄，小便清长，舌淡胖嫩，脉沉迟等。特点是阳气不足，适宜食用羊肉、带鱼、虾、核桃、韭菜、生姜、大蒜、小茴香、胡椒等温性且具有温阳作用的食品，但羊肉等红肉总体上不宜多吃。

3. 阴虚体质　常表现为手足心热，平素易口燥咽干，鼻微干，口渴喜冷饮，大便干燥，舌红少苔，脉细数等。特点是阴液亏少，适宜食用鸭肉、猪皮、芝麻、银耳、甘蔗、桃子、梨等具有养阴生津作用的食物。

4.痰湿体质　常表现为面部皮肤油脂较多，多汗且黏，胸闷，痰多，喜食肥甘甜黏，口黏腻或甜，苔腻，脉滑等。特点是体内痰湿凝聚，适宜多食用赤小豆、蚕豆、白扁豆、薏苡仁、芡实、海蜇、鲫鱼、冬瓜、香椿等具有健脾利湿作用的食物。

5.湿热体质　常表现为面垢油光，容易口苦口干，身重困倦，大便黏滞不畅或燥结，小便短黄，易带下增多，舌质偏红，苔黄腻，脉滑数等。特点是湿热内蕴，适宜多食用薏苡仁、赤小豆、蚕豆、芹菜、丝瓜、西瓜等具有清利湿热作用的食物。

6.血瘀体质　常表现为平素面色晦黯，容易出现瘀斑，易患疼痛，口唇黯淡，舌黯或有瘀点，舌下络脉紫黯或增粗，脉涩等。特点是血行不畅，适宜食用山楂、油菜、黑大豆、茄子、玫瑰花等具有活血祛瘀作用的食物，以促进血液循环。

7.气郁体质　常表现为平素忧郁面貌，神情多烦闷不乐，或伴有胸胁胀满，或走窜疼痛，多伴善太息，或嗳气呃逆，或喉间有异物感，或乳房胀痛，睡眠较差，食欲减退，舌淡红，苔薄白，脉弦等。特点是气机郁滞，适宜多食用蘑菇、白萝卜、佛手、淡豆豉、柑橘、柚子、薄荷、玫瑰花、茉莉花、绿萼梅等具有调畅气机、疏肝解郁作用的食物。

总之，患者要根据个体不同的体质、职业、年龄，以及以往的饮食习惯与病情等，辨体和辨证饮食，相宜用膳，才能做到饮食内容的科学、合理。

　　因时制宜，指根据季节等时间的特点及其与内在脏腑、气血阴阳的密切关系等来选用适宜的食物。对于乳腺癌患者来说，因时制宜而选择合适的食物，也是要遵守的一项饮食原则。

　　四季气候交替，人类必须顺应自然规律而不可悖。《黄帝内经》主张养生应顺四时而养，如《灵枢·四时气》指出"四时之气，各有所在"，《灵枢·顺气一日分为四时》曰："春生、夏长、秋收、冬藏，是气之常也，人亦应之。"《灵枢·本神》云："故智者之养生也，必顺四时而适寒暑，和喜怒而安居处，节阴阳而调刚柔。如是则僻邪不至，长生久视。"

春季：舒畅解郁以调肝

　　春季是万物生发的季节，天气由寒转暖，自然界各种生物萌发，显示出勃勃生机。春属木，与肝相应，春气主升，肝主疏泄，喜条达而恶抑郁。春季是发陈的季节，春令之养生贵于疏肝调肝，乳腺癌患者患病后，常常伴有情绪问题，如焦虑、烦躁、敏感等，在春天尤其要加强疏肝调肝，调畅气机，使精神愉悦，胸怀开畅，养生发之阳气，顺应春季"生"的特性。

● 饮食养生宜忌

　　春季应尽量少食或不食温燥发物，如狗肉、牛肉、羊肉等；应适应肝的条达之性，多食用辛甘发散的食物，如可食用大麦、花生、香菜、菠菜、豆芽等。

如果时在早春，要少吃黄瓜、冬瓜、茄子、绿豆芽等寒性食品，多吃些葱、姜、蒜等温性食品，以祛散阴寒之邪。还应当多吃一些鸡肉、动物肝脏、鱼肉、瘦肉、鸡蛋、豆浆等食物，以满足人体功能代谢日趋活跃的需要。

时至仲春，可适当进食大枣、蜂蜜之类滋补脾胃的食物；少吃过酸或油腻等不易消化的食物；多吃一些味甘性平，且富含蛋白质、碳水化合物、维生素和矿物质的食物。这时，正值各种既富含营养又有疗疾作用的野菜繁荣茂盛之时，如荠菜、马齿苋、鱼腥草、香椿等，应不失时机地进食。

何裕民教授常建议乳腺癌患者，春季可适当吃些调理肝气的食物，如菊花、玫瑰花、青皮、枸杞子等，以调畅气机。

迨至暮春，气温日渐升高，应以清淡饮食为主，除适当进食优质蛋白质类食物及蔬果之外，可饮用绿豆汤、赤豆汤、酸梅汤以及绿茶，以防止体内积热。不宜进食羊肉、狗肉、麻辣火锅，以及辣椒、花椒、胡椒等大辛大热之品，以防热邪化火，变发疮、痈、疖、肿等疾病。

• 食疗推荐方

◆ 佛手香橼茶

食材：佛手、香橼各 5 克，桔梗、甘草各 3 克。

做法：将所有材料一同研为粗末，置入茶包中，用开水冲泡后饮用，冲饮至味淡。

功效：疏肝解郁，宽中理气，下气消食。

◆ 黄花鸡肝汤

食材：黄花菜 15 克，鸡肝 2 付，鱼肚 10 克，调味品适量。

做法：将黄花菜、鱼肚发开，洗净，鱼肚切片，鸡肝洗净切片，用酱油、淀粉拌匀。锅中放清水适量烧开后，调入葱、姜、椒、料酒等煮沸，下鱼肚、鸡肝片、黄花菜等，煮至熟后，食盐调服。

功效：养肝益肾，宁心安神。

◇ **薄荷粥**

食材：新鲜薄荷 30 克，粳米 100 克。

做法：粳米洗净，放入砂锅内，加适量清水，武火煮沸，转文火熬粥。薄荷洗净，装入纱布袋中，粥将成时，将薄荷药袋放入砂锅内，再煮 5～10 分钟，去纱布袋即可。

功效：疏肝行气，清利头目。

◇ **香椿炒蛋**

食材：香椿 100 克，鸡蛋 4 个，调味品适量。

做法：香椿洗净，热水焯一下，凉后切碎；鸡蛋打入碗内，用筷子打散；把切碎的香椿放入鸡蛋液里，并放入盐、鲜酱油、料酒和白胡椒粉等搅拌均匀；锅中倒油，开中火，油烧热后倒入蛋液；蛋液凝固后，用锅铲划成小块，炒熟后盛出即可食用。

功效：疏肝解郁，补益气血。

以上四首食疗方，临床根据患者的病情，我们会对症给予推荐，适应春季季节的特点，食养与季节相宜，且操作简便，患者也多愿意使用，有一定的效果。

夏季：清心除烦、安睡眠

夏三月，草木繁衍秀美，万物生长茂盛，气候逐渐转热，酷暑难耐，湿热交蒸，阳气渐长，阴气渐收。《黄帝内经》认为，心与夏季相应，夏季暑热当令，极易耗伤气阴。心主血脉，亦主神志，开窍于舌，其华在面，暑易伤气，暑易伤心，容易发生心烦气躁、失眠，甚至中暑晕厥等症。

乳腺癌患者本就常见心烦气躁、睡眠不好，加之夏季炎热，更觉心火亢盛。因此，患者夏季饮食尤要注意清心除烦，安神助眠。饮食宜清淡易消化，少食或不食肥甘油腻之品，切忌贪凉饮冷太过，要注意养护阳气。

• 饮食养生宜忌

夏季要注意适当"补充"，其中包括：蛋白质的补充，要常吃些富含优质蛋白质，而又易于消化的食品，如蛋类、鱼类及含脂肪少的肉类、豆制品等；维生素的补充，可多吃新鲜蔬菜和水果，如西红柿、西瓜、甜瓜、水蜜桃、李子、杨梅等，这些都富含维生素C。另外还需多吃些含B族维生素丰富的谷类，如燕麦、荞麦等。

夏季汗出较多，盐分丢失也多，适当补充盐分是非常必要的。而且，夏季大量饮水也会冲淡胃液，所以做菜可适当多放些盐。此外，在调味方面，可用醋、大蒜、生姜、芥末等酸、辛、香作料，可以起到杀菌、解毒和增强食欲的作用。夏季炎热，很多人喜欢吃冷的食物，但有时"以热抗热"会更好些，比如喝热茶可刺激毛细血管舒张，体温反而会明显降低。

患者可多吃些清心除烦之品，如苦瓜、莲子、淡竹叶等。

• 食疗推荐方

◆ 竹叶茶

食材：淡竹叶10克。

做法：淡竹叶洗净，放入养生壶中，加适量清水，煮水代茶饮。

功效：清热泻火，除烦，利尿。

◆ **桑葚粥**

食材：干桑葚 20 克，百合 10 克，小米 100 克。

做法：桑葚、百合洗净，加水煎煮取汁，加入小米同煮成粥。

功效：滋阴补血，养心安神。

◆ **绿豆薏苡仁老鸭汤**

食材：老鸭 1 只，薏苡仁、绿豆各 30 克，陈皮 15 克，调味料适量。

做法：将老鸭用开水焯一遍，加上洗净的薏苡仁、绿豆、陈皮放入砂锅之中，放适量的清水，武火熬煮 20 分钟，然后去除浮油以及浮沫，继续文火熬煮两小时，加入适量的调味料即可。

功效：清热解暑，健脾祛湿。

◆ **青蒿茶**

食材：青蒿 10～15 克，绿茶 1～2 克。

做法：青蒿洗净后，加入茶叶，沸水冲泡 5 分钟后，饮用。

功效：清热消暑，生津解渴。

秋季：愉悦情志、防范情绪悲伤

秋季是万物成熟收获的季节，阳气收敛，阴气始生。这个季节的养生应注意收敛精气，保津养阴，愉悦情志，防止悲伤情绪，乳腺癌患者更要注意防止忧伤抑郁。饮食上要以养阴清热、润燥止渴、清心安神为主。

● **饮食养生宜忌**

B族维生素可以营养神经，调节内分泌，达到平衡情绪、松弛神经的效果。粗粮富含B族维生素，可促进新陈代谢，平衡情绪，松弛神经。香蕉能增加大脑中使人愉悦的5-羟色胺的含量，帮助驱散悲观、烦躁的情绪，保持平和、快乐的心情。杏仁富含镁、钾等重要的神经传导物质，有利于稳定神经系统。

初秋要平补："秋老虎"颇凶，但要适当减少冷饮以及寒凉食物的摄入。俗话说"秋瓜坏肚"，对各种瓜类宜少食，以防损伤脾胃阳气。因此，饮食中应适当加入扁豆、芡实、薏苡仁等健脾利湿之品，以助脾胃运化。初秋因为气候炎热和湿盛，再加上胃肠功能经过盛夏的消磨，易致肠道传染病的发生，大量进食各种肉食会增加脾胃负担。此时应选用补而不峻、防燥不腻的平补之品，如鱼、瘦肉、禽蛋、奶制品、豆类以及茭白、南瓜、莲子、黑芝麻、核桃等。素有脾胃虚弱、消化不良的患者，可以服食具有健脾胃作用的莲子、山药、扁豆等。

仲秋要润补：在仲秋人体常表现出"津干液燥"的征象，如口鼻咽喉干燥、皮肤干裂、大便秘结等。根据"燥者润之"和"少辛增酸"的原则，一是多食用有滋阴润燥作用的食物，如芝麻、核桃、梨、甘蔗、柿子、香蕉、荸荠、橄榄、百合、银耳、乌骨鸡、鸭蛋、豆浆等。二是酸甘化阴，宜进食带有酸味的食品，如葡萄、石榴、苹果、芒果、杨桃、柚子、猕猴桃、柠檬、山楂等。另外，此时应少吃辛辣的食物。

晚秋要滋补：晚秋气温逐渐下降，在加强营养，增加食物热量的同时，要注意少食性味寒凉的食品，并忌生冷。对于有冬季进补打算的人来讲，此时是打"底补"的最佳时期。"底补"可用芡实、红枣、花生仁炖汤服，或用芡实炖猪肉等。

● **食疗推荐方**

◆ **玉竹茶**

食材：玉竹 10 克，绿茶 3 克。

做法：玉竹、绿茶用 300 毫升开水冲泡后饮用。

功效：养阴润燥，除烦止渴。

◆ **沙参山药粥**

食材：沙参、山药、莲子、葡萄干各 20 克，粳米 100 克。

做法：莲子洗净，提前浸泡 2 小时备用，山药切片，沙参装入纱布袋中，葡萄干及粳米洗净备用，先将莲子放入砂锅内，加适量清水，文火煨炖半小时，再放入粳米、山药片及药袋，武火煮沸，转文火煮至粥稠，去药袋，加入葡萄干即可。

功效：益气养阴，补脾肺肾，养心安神。

◆ **石斛老鸭汤**

食材：老鸭 1 只，鲜石斛 10 克，黄芪、沙参各 30 克，料酒等调料适量。

做法：老鸭剁块，焯水，放入油锅中爆炒，入料酒，炒出香味，将鲜石斛、沙参、黄芪入净布包起，同老鸭一同放入砂锅内，以文火微煲，直至酥软，加上调料即可食之。

功效：益气养阴，补中安脏。

◆ **罗汉果茶**

食材：罗汉果1个，可用干果，也可将干果研碎后备用。

做法：取适量，用沸水冲，闷10分钟后，即可饮。

功效：清热润肺，滑肠通便。可用于肺火燥咳、肠燥便秘等。

冬季：水生木，滋肾水，养肝护乳腺

中医学认为，冬季五行属水，其气寒，通于肾，以养脏为本。女性乳腺癌患者多兼阳虚，冬季天寒地冻，容易加重患者畏寒，手脚冰凉等症，因而到了冬季，患者就容易贪食味厚性热之品，而温燥之品进食过多易生火伤阴。故冬季亦不可一味服食益肾温阳之品，也要注意滋阴养液，才能维护人体的阴阳平衡，促进健康。

● **饮食养生宜忌**

民谚云："冬令进补，开春打虎。"讲的就是冬令进补的重要作用。近年沪上盛行膏方进补，膏方比较适合慢性虚损性疾病患者。而乳腺癌属于"富癌"，多为营养过剩，不适合选用过于滋补的膏方，而宜以饮食调整为主。

中医学认为，水生木，滋肾水可以养肝，调畅气机，保护乳腺。因此乳腺癌患者冬季可多食一些补肾的食物，如栗子、核桃、芝麻等。

在日常饮食上，要注意营养、御寒和防燥三原则。

（1）营养：是指膳食能量不过剩，饮食中增加蛋白质的含量，特别以鸡鸭肉、鸽肉、兔肉等优质蛋白为佳。

（2）御寒：指通过饮食以抵御寒冷，人怕冷与体内缺乏矿物质有关，要保证豆、肉、蛋、乳的基本摄入量，以满足人体对钾、镁、铁等元素的需求。对于特别怕冷的患者，可以多补充些根茎类蔬菜，如胡萝卜、薯类等，老年人可适当摄入奶类和豆制品、虾皮等含钙较多的食物。

（3）防燥：是指通过饮食以防干燥，防止皮肤干燥和口角炎、唇炎等，主要补充富含维生素 B_2 的动物肝、蛋、乳，以及富含维生素 C 的新鲜蔬菜和水果，这正是中医"秋冬养阴"的深刻内涵所在。

• 食疗推荐方

◆ 韭菜炒胡桃仁

食材：韭菜 200 克，胡桃仁 50 克，麻油、食盐适量。

做法：将胡桃仁开水浸泡去皮，沥干备用，韭菜择洗干净切段。麻油入锅烧至七成热时，加入胡桃仁，炸至焦黄，再加入韭菜、食盐翻炒至熟。

功效：补肾助阳，润肠通便。

◆ 枸杞杜仲鸽子汤

食材：枸杞子、炒杜仲各 15 克，鸽子 1 只，大枣 3 枚，生姜 5 片，调味品适量。

做法：枸杞子、杜仲、大枣洗净，装入纱布袋中。鸽子洗净、切块，置沸水中加生姜稍滚片刻，再洗净。所有食材一起放进砂锅内，加适量清水，武火煲沸后，改为文火煲约 2 小时，去纱布袋，调入适量调味料即可。

功效：滋补肝肾，强筋骨，益精明目。

◆ 黑豆枸杞粥

食材：黑大豆 30 克，枸杞子 10 克，大枣 10 枚。

做法：黑豆洗净，放入砂锅内，加水适量，用武火煮沸后，改用文火熬至黑豆熟烂，加入枸杞子、大枣，再炖煮10分钟即可。

功效：滋补肝肾，益气活血，养血安神。

◆ **芝麻燕麦糊**

食材：血糯米、燕麦各50克，芝麻30克。

做法：所有食材放入豆浆机/破壁机中，加水，选米糊模式，约20分钟，豆浆机/破壁机自动停止，倒出米糊，即可饮用。喜欢加糖者，可加少许糖，总体上，糖不利于乳腺癌患者康复。

功效：滋补气血，益精御寒。

本四首方尤其适合于冬季食用，韭菜炒胡桃仁为经典名方，枸杞杜仲鸽子汤则是冬季一道滋补汤品，黑豆枸杞粥和芝麻燕麦糊可作为早餐食用，临床上颇受患者欢迎。

依地域调饮食

一方水土养一方人，因此，因地制宜是中医学的一大治则，也是饮食抗癌的重要原则之一。乳腺癌的精准饮食康复，也需要因地域特点以制宜。

然而，中国地域辽阔，各地物产及习俗不一，饮食行为特点等常大相径庭，不一而足。对此，需了解原则，有所兼顾。换句话说，指导饮食，首先需要了解患者长期生活所在地、习惯如何，加以兼顾。总体上，东南地区多湿热，清淡化湿之品就宜重点考虑，尤其是夏季，更需常常饮薏米羹、绿豆汤、苦瓜之类；东北地区常干而寒，宜常饮用滋润而兼温补之品，如银耳、木耳、杏仁露之类；西北地区干而多燥，宜常饮用润燥而补肺肾之品，如枸杞、大枣、沙棘之类；西南地区多山岚瘴气，除兼顾各自特点外，常需饮用鱼腥草、青蒿、蒲公英、草果之类。但这只是一个原则，不能僵化而死板地运用，应参照多方面因素，综合考虑。

深圳的 30 岁乳腺癌高发现象

地域还涉及所在城市特点等，对此，涉及更广，只能举例而探讨之。

深圳是中国近 40 年来发展最快之城市。之所以发展快，显然是与所居住之民众的高强度生活节奏有关，深圳的乳腺癌就有一定特点。

何裕民教授带过一位曹姓的女博士，博士课题与癌症有关。2006 年即将毕业前，她两次跟何教授去深圳出差。刚到深圳，对深圳感觉特好，主动与接待人员提出，希望能在深圳发展，对方也十分乐意接受。

何教授在深圳原本有几百名癌症老患者，每次去还会有许多新患者在老患者的介绍下，要求得到帮助。这两次出差，前后十余日，有四百余名深圳患者找何教授诊治，曹某作为博士的工作是侍诊抄方。

第一次出差结束，曹博士问了一个问题："为什么深圳 30 岁上下的乳腺癌患者特别多？"第二次出差结束，曹博士说："我坚决不留在深圳了。"原因就是她注意到深圳的外来女性中患乳腺癌的集中在 30 岁上下，并且是高发现象。

曹博士跟何教授侍诊多年，对各地情况也有所了解，她所说的的确是事实。根据我们长期观察：上海、北京，包括广州等大城市的乳腺癌患者，年龄段集中在 38～50 岁，农村还会晚 5～8 年（这已经比国际平均的中位年龄 58 岁提前了 10 多岁）。但深圳有个奇怪现象：27～33 岁会突兀地冒出一个高发人群段。这些女性无一例外皆是来自内地的大学毕业生，都十分优秀，到深圳打拼，才刚过了 5～6 年时间。绝大多数干得不错，已开始有了自己的一份比较体面的事业或工作。然而，就在这个时候，乳腺癌魔击倒了她们。

这是什么原因呢？

众所周知，深圳完完全全是个移民城市，不像北京、上海、广州，原先还有上千年的旧有文化积淀和老市民阶层的稀释。深圳的文化，完全就是个创业文化，爱拼才能赢在深圳体现得最淋漓尽致。年轻人到深圳，谁都抱着一股创业热情，百折不挠。因此，深圳发展特快，竞争激烈，生活节奏紧张，在内地所有城市中都是无出其右的。这些优秀女性一到深圳，就被甩入了这么一个高速旋转的生存旋涡之中。生存压力，竞争挫折，为发展而拼命挣扎，这种极度亢奋、高压的心身状态，及其相伴随的机体内环境、微环境紊乱，自然是癌细胞发生的"催化剂"和癌症发展的"温床"。因此，5～6 年后，这个人群乳腺癌高发，故出现了乳腺癌的"深圳 30 岁现象"。

这个现象也让这位处于相同年龄段的女博士望而却步。

讲个补充的后续故事：

从深圳回上海不久，门诊上曹博士居然看到一位 29

岁的乳腺癌求诊者，姓戎，一口标准的上海地方方言。诊疗时，曹博士有点好奇地问小戎，你是上海人，这么年轻生了乳腺癌，只有在深圳比较常见。谁知她回答说，她是生了病，才从深圳回到上海奶奶家的，她父母80年代中期到了深圳，她出生在上海，从小跟随父母去深圳生活、工作，只是因为生了癌，才回到老家的。当时，曹博士就明白她生癌的原因了。现在六年多过去了，小戎康复得很好。

当然，我们注意到，近几年来，随着生活节奏的加快，上海也开始呈现出30岁左右罹患乳腺癌的发病高峰。而且，非常令人感慨的是：它往往总是侵袭外来的新上海人（指来上海发展不久的外地女性）。北京、天津等发达的大城市也有类似趋向。至于机制，应该说与深圳的如出一辙。这类情况中，尤其以于娟的故事最令人深思！

于娟，山东人，海外及国内拿了两个博士学位后，到上海复旦大学发展，是位年轻的女讲师。2010年初她被确诊为晚期乳腺癌。2011年4月，33岁的她去世了。她去世前斜躺在病榻上，忍着剧痛，敲打着键盘，写下了充满血及生命教训的《此生未完成》一书。她自己分析原因，除了以前"瞎吃胡吃""从来不会在餐桌上拒绝尝鲜""暴饮暴食""嗜荤如命"及"食量闻名中外"外，还发现"我会下死本地折腾自己，从来不去考虑身体、健康之类的词，我只是把自己当牲口一样，快马加鞭、马不停蹄、日夜兼程、废寝忘食、呕心沥血、苦不堪言……最高纪录一天看21小时的书""曾经试图三年搞定两个学位，三年半同时搞定一个挪威硕士、一个复旦博士学位"，又"曾经的野心是两三年搞个副教授来做做，于是开始玩命想发文章搞课题""大把挥霍自己的青春与生命"。她自认为"是争强好胜、决不认输、自控力不强的人"。平素"基本上没有12点之前睡过，学习、考GT……与此同时，聊天、网聊、BBS灌水、蹦迪、吃饭、K歌、保龄球……填充了每个夜晚。厉害的时候通宵熬夜，平时的早睡也基本上在夜里1点前"。

发达地区：小心美容品，别扰乱雌激素

除了快节奏的生活，高强度的压力和工作、饮食结构出现西方化的特点——快速高脂肪、高蛋白质外，上海、深圳等一线城市由于经济水平较高，都市女性比较重视外表，为了延缓衰老，总喜欢买点养颜的滋补品或美容产品，希望青春永驻。一些经济条件优越的女性，在补品上更舍得花钱。但补品是把"双刃剑"，虽能使我们外表看起来更加漂亮，但在漂亮的背后却隐藏着对人体健康的威胁。因为女性美容补品如果真的有效，大多是通过提高体内雌激素水平发挥作用。雌激素水平一高，皮肤就会显得比较润滑而嫩。但高雌激素水平与乳腺癌的发生发展又密不可分。

有位患者对笔者说，自己原先患有乳腺小叶增生（其实严格意义上，这个不能算是种"病"，在女性中很多见，不必过分担心）。听别人说，女性35岁以后体内雌激素会

下降，容易衰老，要补充雌激素。后来她就经常吃胎盘、喝蜂王浆，以求驻颜，不久就从乳腺小叶增生转成乳腺癌，现在是后悔万分！

而患了癌以后，补品更是要谨慎，别乱吃！

北方有一位患者，73 岁，儿女很孝顺。给她买人参、蜂王浆、蛤士蟆油（是雌蛙怀卵成熟后的输卵管），补得太厉害了，没过多久，老太太出现鼻子出血，乳腺癌细胞转移到腹股沟部位了，儿女都很后悔。

因此，美容补品千万谨慎！补得过量常会适得其反，甚至造成难以挽回的悲剧。而对有乳腺癌家族史或已经患了乳腺癌的女性，也要慎用美容品。

这些，都具有举一反三之意义。

六

甄别饮食误区

患癌后，很多患者和家属往往手足无措，急于求医，急于求食，甚至出现病急乱投医、病急乱投食的现象。但由于缺乏科学的饮食指导，不少患者在饮食上往往很盲目，听信坊间传言，由此而引发的悲剧不在少数！

因此，远离饮食传闻，接受科学的饮食指导，是广大患者所急需的，乃当务之急，非常关键！

不重视饮食的后果

现代人生活面临着诸多挑战，其中有一个很重要的挑战，就是健康的挑战。健康跟饮食的关系非常密切。但是当今社会，很多人在忙碌的生活和工作当中，往往把饮食给忽略了。

通过与一些患者的交流就发现，有的人回顾自己得病前的饮食，充满了懊恼，说自己工作很忙，没时间做饭，一日三餐凑合，吃饭不规律，常常是用快餐来解决吃饭的问题；有的患者会说，我是喜欢吃什么就吃什么，没有膳食是否合理的认识。

其实，饮食和乳腺癌关系密切，很多患者没有好好思考，吃下去的食物对健康到底有益还是有害。久而久之，不合理的饮食就会对健康造成负面的影响。所以，我们不能漠视吃进去的食物的作用，它与我们的健康息息相关。

古代医家很重视合理饮食对人体健康的积极作用。宋代养生医家陈直注重饮食之调养，认为精、气、神乃人身之三宝，而饮食又是精、气、神三者的物质基础。明代御医龚廷贤在《寿世保元》中说："人知饮食所养生，不知饮食失调亦以害生。"明代药学家李时珍认为："善食者养生，不善食者伤身。"清代名医王孟英也说："国以民为本，人以食为养，而饮食失宜，或以害身命。"

这些论述告诉人们，合理饮食可以养生延年，但饮食如果调理不当，不合理，则会对健康造成不良影响。

教条式的饮食习惯不足取

女性相较于男性，更注重保健。而患者一旦患病，对饮食要么想吃什么就吃什么，不注意饮食营养搭配；要么就是对饮食非常小心，生怕饮食不注意，没按照"规定"的来吃，对健康就不利了。所以不少患者饮食很机械，某位权威专家介绍了几个饮食方案，就一丝不苟地执行；或者每天三餐是自认为很"科学"，严格地按时按量的食谱，多年都不变。

笔者清晰地记得有位南京的患者，康复得不错。她告诉笔者她的一日三餐的安排，列出的食物让笔者不胜感叹：

早餐7点：一杯酸奶，一碗麦片（只买某个牌子的），1个水果，1个刀切小馒头（绝不过量）。上午9点（绝对准时）：2个核桃，3个大枣；中午12点：1小碗杂粮米饭，2块瘦肉，鲫鱼汤1小碗，炒青菜，番茄炒蛋；下午3点：2个白果，1碗薏仁红豆汤；晚餐6点：1碗杂粮粥，1个炒素，1个荤菜；晚上8点：喝杯牛奶。这样的食谱雷打不动，每顿不多吃一口，坚持几年了。

对于这样的食谱，一方面这么严格地遵守每餐食物的种类、时间和量，没必要；另一方面，这样刻板的、教条式的食谱，过于拘泥于此，而且多年不变，并不一定有利于健康；即使营养比较全面，也不会感受到饮食的乐趣。

其实，不同的食物含有人们所需要的不同营养素，只有合理搭配，摄入不同的食物，做到平衡膳食，全面膳食，才能满足我们的需要，也才能预防由于营养不合理导致的营养不良和营养过剩的发生。所以说良好的膳食是我们对抗癌症的有力武器。

盲目忌嘴，不提倡

一天跟随何裕民教授门诊，一位中年患者看诊完，何教授开方的时候，患者皱着眉头问教授："何教授，我先生天天看微信文章，说这也不能吃，那也不能吃，现在吃来吃去就那几样菜，我都吃腻了，吃饭变得一点乐趣也没有了，就像完成任务一样。"站在一旁的先生连忙开口解释说："网上说了，得了肿瘤要忌嘴的，所以饮食要格外注意嘛。"

何裕民教授听了哭笑不得，明白这位先生是走入盲目忌嘴的误区了。半开玩笑地对先生说："你也是好心，关心夫人，但是过犹不及，你如果把网络上的各种肿瘤禁忌食物罗列起来，那你夫人什么都不用吃了。这样盲目忌嘴，会造成你夫人营养不良，免疫力下降，同样不利于康复。"

患者适当忌口是有必要的，俗话说"吃药不忌嘴，跑断医生腿"，不少中医文献中都有忌口的记载。如患有感冒就应以清淡饮食为主；患有胃病就应以易消化食物为主，忌食难消化以及辛辣刺激的食物等。

但是，目前民间肿瘤患者中的忌口可以说是太过于苛刻而且盲目，现在互联网、智能手机、自媒体的普及，使知识的获取更加便捷，同时也使各种"砖家"信息满天飞，患者和家属因为缺乏专业知识，往往很难鉴别真伪。盲目忌嘴，往往使得患者能量和营养素摄入不足，出现营养不良，甚至恶病质（指机体严重消瘦、无力、贫血和全身衰竭的状态），这不仅会降低患者的抗癌力，使得肿瘤有更多的转移和复发的机会；而且，可能使患者无法耐受手术、放疗和化疗等，甚至使肿瘤治疗被迫中断。

当然，忌口是需要的，要讲究科学性；不可从一个极端走到另一个极端。那么，在乳腺癌患者的日常饮食中，到底什么是真正需要忌口的东西呢？

1. 应忌食高雌激素的食物　乳腺组织是雌激素的"靶"

组织，身体内雌激素的水平过高，雌激素与孕激素的平衡失调，都是促使乳腺癌发生发展的危险因素。因此要避免食用富含雌激素的食物，如雪蛤、蜂王浆、胎盘、花粉等。

2. 应少吃高脂、高蛋白的食物　乳腺癌大多数属于"富癌"，患者体型多富态，建议少吃牛肉、羊肉、甲鱼、螃蟹等高脂、高蛋白食物，与"发物"之说无关，而是高脂、高蛋白食物摄入过多，会进一步推动体重超标，体内雌激素水平随之升高，从而引起乳腺癌病情的进展或复发。

3. 根据患者的病情、病性决定忌口　中医饮食疗法依据中医辨证论治理论，强调"辨证施食"。临床医生要根据患者的病情、病性指导食物选择或忌口。如患者证候属寒性者，一般要忌食或少食寒性食物，如鸭、藕、西瓜、绿豆等；患者证候属热性者，需禁忌辛热温燥的食物，如羊肉、狗肉、大蒜、辣椒、荔枝、炒花生等。

饿死癌细胞，不靠谱

有的患者可能有这样一种观念：就是营养越好，癌症就会生长得越快。所以就严格控制饮食，饮食特别小心，宁可自己吃得少一点、素一点。患者希望通过"饥饿"疗法把癌细胞给"饿"死。殊不知，这样做的结果是肿瘤患者自己最终因为营养不良而被"饿"死了！

我们看到有些患者在去世前，往往皮包骨头，极度消瘦，这与肿瘤失控生长导致的过度消耗、机体营养摄入不足、营养物质的代谢异常和营养丢失增加密切相关。

因此，饮食抗癌的第一原则就是强调食物多样化。维持健康的身体，就要把握住不偏食、多样化的原则！什么都吃，适可而止很重要。因此，患者适度而合理的营养是癌症治疗和康复的有力支持。获得有效的营养支持，不仅可以提高手术的成功率，减少术后并发症，还可增强机体对放、化疗的耐受性，改善癌症患者的生存质量。

其实，古人很早就认识到全面膳食的重要性。因此，乳腺癌患者适当的忌口是必要的，但要针对具体情况，讲究科学。正确的做法是：应强调食谱宜广，适当偏素、偏粗（粮），盲目拒食动物性食物也不可取。因后者可提供给人们许多素食中所不具备的必需成分，如优质蛋白质、必需氨基酸和脂肪等，只不过要注意适度食用。

因此，患者和家属都要学习一些"吃"的科学方法，摒弃错误认识，使患者在与癌症抗争的过程中保持良好的体能和充足的精力，力求做到胜券在握。

鸡是发物，鸭是补的吗

现在很多患者对鸡和鸡蛋有误解、偏见，认为鸡是发物，不能吃，鸭是补的，甚至有的患者从此就不吃鸡蛋，只吃鸭蛋。

"发物"其实只是一个民间的说法，并没有得到现代科学的认同。因此，在权威的医学教科书和资料里，均找不到其确切的定义。民间所谓"发物"多指海鱼、虾、蟹、羊肉、狗肉、鸡、韭菜、香椿、竹笋等，现在看来，"发物"有些是与过敏性疾病有关，如哮喘、荨麻疹等，有的则是与疮疡肿毒有关，"发物"可能使这些疾病加重或诱使疾病发作。从现代病理学的角度看，肿瘤既非过敏性疾病，也非传统意义上的疮疡肿毒，与"发物"这个概念没有关联，如被很多患者拒绝的鸡、鸡蛋，从多年临床实践的角度看，尚未见到因为吃了鸡和鸡蛋而引起肿瘤转移和复发的例子，也没有在国内外的正式期刊和学术论文中见到这样的报道。

另外，鸭蛋、鸡蛋就成分来说，两者并无质的差别。我们在临床上也没有看到因吃鸡蛋而复发的案例。不过，新的研究（美国）表明：不主张多吃鸡蛋，每天控制在1个左右。

从现代营养学角度来看，鸡和鸭都属于家禽类，两者本身都营养价值丰富，营养上两者差异不是很大。国外和国内的研究资料，都认为鸡是好东西，对乳腺癌一般有益无害。只是强调两点：1）适当吃，鸡毕竟也是动物，其蛋白、脂肪含量不低。2）饲养场的鸡，少吃为妙，怕食物添加剂，农民散养的鸡不错。因此，洋快餐的炸鸡等食物还是少吃为好。

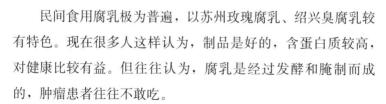

腐乳不可怕

民间食用腐乳极为普遍，以苏州玫瑰腐乳、绍兴臭腐乳较有特色。现在很多人这样认为，制品是好的，含蛋白质较高，对健康比较有益。但往往认为，腐乳是经过发酵和腌制而成的，肿瘤患者往往不敢吃。

腐乳因其营养价值极高而素有"东方奶酪"之称。中医学认为，其具有养胃调中、润燥除湿等功效。腐乳富含蛋白质、碳水化合物、不饱和脂肪酸、矿物质（钙、磷、铁）、胡萝卜素及多种维生素等营养成分。腐乳作为一种大豆发酵制品，不仅具有大豆本身含有的多种生理活性物质，如皂苷类、大豆异黄酮类等，而且由于微生物的发酵作用，产生了一些大豆没有的生理活性物质，使得腐乳更具有营养和保健功能。经微生物发酵后的腐乳，大豆原有的豆腥味、胀气因子和抗营养因子等不足被减弱，消化率大大提高，同时产生了多种具有香味的有机酸、醇、酯、氨基酸等物质。经过发酵后，水溶性蛋白质增加，这使得腐乳极易消化，口味鲜美。

因此，对于病中、病后，脾胃虚弱，进食不香的患者，腐乳配粥食，开胃醒脾，能助胃气，使消化功能早日恢复，适当食用是可以的。

甲鱼变不了白细胞

现在不管是健康人还是患者，很多人都吃甲鱼补身体。

笔者曾在宁波举办演讲，遇到一位患者，30 多岁，体型微胖。她告诉笔者："乳腺癌手术后，接受化疗，不到 6 个月就出现癌转移，怎么这么快就转移呢？"还没等笔者开口，旁边的一位女同志就抢先说："她啊，是吃出来的转移。"患者听了之后也很不好意思，点头说："她是和我一起锻炼的好朋友，彼此很熟。我接受化疗时，家里人担心化疗后白细胞下降，人受不了，几乎每一次化疗前，姐姐和姐夫就到处托人找野甲鱼，买虾、蛋白粉、鳗鱼等给我吃，别人说什么好就吃什么，想不到转移得更快了。"在乳腺癌患者中，有这种认识误区的还很多，要引起重视！

虽然患者需要营养，但由于癌症在侵蚀人体的过程中，严重破坏了人体各个器官的功能，使患者的味觉减退，食欲下降，消化功能很差。这时候如强迫患者多食甲鱼、海参等不易消化的大补食物，不但不能消化吸收，还会加重胃肠消化吸收功能的障碍，进一步加重厌食，造成不必要的"雪上加霜"，实是欲速则不达，反而有害。

有人认为，甲鱼可以补白细胞，但是临床上化疗后很多人因消化功能差，硬着头皮吃甲鱼，却引发了严重的消化功能障碍。再说，即使甲鱼吃进去，也不会变成一个个活泼的白细胞，而康复期营养过剩，机体代谢旺盛，不仅可"减寿期—缩短寿命"，而且，因代谢旺盛，则有利于蛰伏的残存癌细胞死灰复燃，诱导复发。特别是乳腺癌属于"富癌"，富营养化是其蠢蠢欲复萌之良好时机。

因此，无论从临床角度，还是从研究角度，都表明患者不能乱补甲鱼，不仅可能加重胃肠负担，引发消化障碍，还有可能因刺激雌激素水平升高而不利于康复。

总之，盲目听信民间传言多食甲鱼，常有害无益。临床上因乱补出乱子，甚至丧命的不在少数，不可不慎！

阿胶不宜乱用

中医学认为，女子以肝为先天，以血为用，女子一生的

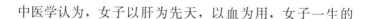

经、孕、产、乳皆耗血，因此女性容易出现血虚体质。再加上手术损伤、放化疗的副作用，也容易出现贫血现象。因此，国民级补血圣品——阿胶，便极受患者欢迎。

阿胶应用历史悠久，始载于《神农本草经》，该药具有补血止血、滋阴润燥的功效。正品阿胶是马科动物驴的干燥皮或鲜皮经煎煮、浓缩制成的固体胶，由于其价格昂贵，尤其在目前驴皮资源短缺的情况下，市场上的伪品和混淆品较多，常用廉价的明胶、猪皮胶、黄明胶、杂皮胶等仿冒正品阿胶。经过适当加工后，仿冒品的外观、性状与正品阿胶无异，鉴别难度较大。

此外，阿胶虽为补血要药，但阿胶性黏腻，有碍消化，而乳腺癌患者多有脾胃虚弱之证，不宜乱用阿胶，否则不仅有助湿生痰之虞，而且每每使功能失调更加严重，出现"虚不受补"的现象。

> 阿胶具有补血作用，但服用过多也会出现不良反应。我们都知道，阿胶在山东是特色补品，笔者在山东济南讲座，有观众问，我化疗后贫血，阿胶可以吃吗？还没等我开口，旁边一位女同志就替笔者回答了："阿胶可以吃的，但不能乱吃。我也是贫血，听别人说阿胶补血，就天天吃，吃得太多了，后来出现上火，鼻子出血的情况。"

因此，阿胶不是人人都适合，对于兼有血虚的患者，不妨在中药汤剂或药膳中辨证加入补气养血之品，如当归、白术、黄芪、党参、大枣等，徐徐图之，更为妥帖。

滥服人参，也是弊祸 ●

中国人好补，是出了名的。民间好补，可能起自汉唐。宋之名医张子和就曾批判过习惯于滥补这类风尚，讽刺说：患者明明因医生误补致毙，临死前他还感激医生，说："医师补我！何过之有？"

大家总想当然地认为，既然是得了癌症，人一定虚了，必须用好药、补药撑着。所以，从一开始确诊乳腺癌，家人或朋友就开始四处张罗着找补药，人参、冬虫夏草、鹿茸、野生甲鱼、蛋白粉都备着。事实证明，这些药对患者基本没用武之地，因为患者未必是虚，而是失调、紊乱，这都不是吃补药可以解决的问题。

疾病谱的变化，实际上让中医的补法失去了过去显赫的位置。我们反对滥用补药，尤其是人参等名贵药物的运用要当心。进补不当，出问题的事情时有发生。

笔者跟随何裕民教授门诊时，遇到一位患者，姓章，28岁。我们给其采集病史时了解到，患者家里经济条件不错，但身体一向比较虚弱。为此母亲常常给她炖人参鸡汤，患者连续喝了一年多。不久后，章小姐突然发现在乳房左边有一个肿块，按上去肿块不动也不痛，到医院检查发现，她患上了乳腺癌。

我们的研究表明，给荷瘤（即种植了癌细胞）的实验小鼠灌人参煎浸膏，初期小鼠的活力增加，体能改善；但很快进入衰竭期，肿块长得比对照组快且大。生存期不仅没延长，反而明显缩短。

有许多患者不论寒、热、虚、实，都喜欢服用人参，很可能最初会感觉身体状态好一些，但复查发现肿瘤并没得到抑制，增长反倒快了。有临床观察表明：乳腺癌患者服用人参后，长期疗效与不用人参者相比较，常常更差。我们的临床研究也发现了类似现象。为什么呢?!

多数情况下，人参可加强机体的新陈代谢，表现出饮食增加、体力增加、免疫提高等。但是，人参常有促进或刺激代谢之功，可增加细胞活性，包括促使某些状态下的癌症患者体内癌细胞的增生活跃。换句话说，在参类（生晒参、高丽参、白参、西洋参、红参等）的刺激下，正常细胞和异常细胞的活力都被调动起来，好的坏的一起补！其后果，许多情况下是可怕的！所以，服用人参亦须谨慎，不可滥用。

因此，除高年老人或体质很弱的患者外，我们偶尔主张用小剂量人参补益一下。但一般情况下，视人参等为"火上加油"之剂，建议患者避而远之，要改善自身体质，自有多种方法。比如说，可改用其他比较温和的中药，如黄芪、灵芝等。

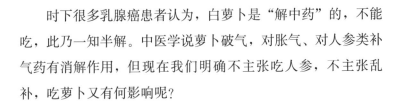

服中药期间可以吃白萝卜吗

时下很多乳腺癌患者认为，白萝卜是"解中药"的，不能吃，此乃一知半解。中医学说萝卜破气，对胀气、对人参类补气药有消解作用，但现在我们明确不主张吃人参，不主张乱补，吃萝卜又有何影响呢?

相反，白萝卜还是一味很好的抗癌药，临床常用的莱菔子，就是萝卜子，可调理肠胃、消食化痰、通腑气、消胀满，食用是有好处的。萝卜叶也有很好的药用价值，能消食理气，适用于食滞不消、泻痢等。

因此，对于乳腺癌患者来说，多吃萝卜，是明智的选择！尤其是那些略微偏胖的女性，更为适宜。

乳腺癌患者能吃大豆吗

碰到乳腺癌患者，她们几乎都会问笔者同样一个问题：大豆能不能吃？豆制品，如豆浆、豆腐和豆腐干能吃吗？大多数患者想吃又不敢吃，原因据说是大豆里面有异黄酮，有雌激素样作用。此说传播甚广，不得不提出说明一下！

有许多研究充分肯定豆类可以防治乳腺癌。有研究发现，随着豆类食物的摄入量的增加，特别是食物中豆类蛋白质在总蛋白质中所占的比例增加时，妇女乳腺癌的发病率明显降低。这主要是因为豆类中的植物雌性激素可以在肠道内被胡萝卜素转化成一种新的物质，而这种新的物质可以抑制体内的"激素依赖性致癌物质"对乳房的致癌作用。

大豆中的大豆异黄酮是一种植物雌激素，它与雌激素的结构和分子量相似，它能与雌激素受体选择性地结合，在女性体内对雌激素有双向调节作用。而且，它是天然的植物雌激素，能在体内起雌激素样作用；但与合成激素是完全不同的物质，无合成激素的副作用。异黄酮的抗癌作用并不完全是抗雌激素作用，还可以作为抗氧化剂防止 DNA 氧化性损害，通过诱导肿瘤细胞凋亡、抑制肿瘤细胞的癌基因表达等抑制肿瘤生长。

当然，对于食用豆类，我们有如下建议：

一般而言以水解后的豆类更合适些。所谓水解，就是溶解在水里后再做成豆浆、豆制品类。

大豆是天然的好！研究人员警告说，人工合成的大豆异黄酮，特别是那些以"补充剂"形式提供的，可能还会增加患乳腺癌的危险。

因此，建议多吃点天然大豆所制成的豆制品即可！

乳腺癌不同时期的精准饮食方案

"精准饮食"，是指针对某种疾病及个人身体情况等所特别调整的饮食。根据患者的病情和口味喜爱等，搭配出对病情有帮助的具有针对性的膳食方案，更有利于患者疾病的康复。

"精准营养不能只是'空中楼阁'，而是要得到切实的应用。"——陈君石院士在 2020 中国精准营养峰会上强调。

陈君石院士将人类营养以金字塔的形式向大家展示，其最底层是全人类营养，依次往上则是分层营养和个体营养，其最顶端就是"精准营养"。可见精准营养的重要性，是未来营养学的发展方向。

何裕民教授多年来一直提倡给予患者精准营养，他认为目前乳腺癌患者的饮食建议大多是泛泛之谈，要真正让患者受益，则需根据癌症患者不同治疗时期，如手术期、化疗期、放疗期以及康复期等，给予精准、专业的饮食治疗建议。

笔者根据何裕民教授 40 余年的临床治疗、饮食调理的理论和实践经验，结合自己 20 多年的营养学教学、科研和临床经验，向患者推荐权威、实用、有效的精准饮食方案，供参考。

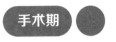

手术期

忌盲目大补

刚做完手术的患者，往往机体组织损伤较重，患者元气有伤，此时消化吸收功能较差，饮食上忌大补、难以消化吸收的食物，如甲鱼、牛肉、羊肉、蛋白粉之类，以免加重胃肠道负担。

为了促进伤口尽快愈合，组织尽快修复，可适当食用些有益气养血、收敛功效的食物或药物，如芡实、鸽肉、太子参、黄芪、当归等，以助气血生长，促进伤口修复。

流质、半流质为主

手术后应遵循流质—半流质—软食的顺序，以易消化、易吸收的食物为主。

流质饮食如米汤、蛋花汤、牛奶、麦乳精、菜汁、果汁、鱼汤、藕粉、豆浆、豆腐脑、绿豆汤等。

半流质饮食如果泥、鸡蛋羹、肉末粥、馄饨、面条、肉泥、菜泥、芝麻糊等。

软食如面条、软饭、饺子、包子、馒头、豆腐等。

少喝各类滋补汤

中国人有个特点，特别喜欢"补"，北宋名医张子和就曾经批评过这类习弊。但在条件相对较好的城市乳腺癌患者中，这种现象依然存在。

动了手术后，家属往往就习惯于让患者喝各类滋补汤，何裕民教授临床碰到很多，患者乳腺癌开刀了，家里今天鸽子汤，明天排骨汤，后天甲鱼汤……有的患者乳腺开刀后出院时，体重就长了好几斤了。其实，这大错特错。第一，乳腺癌手术，往往不是太大的手术，的确有点伤身，但不至于大伤身体。其次，更重要的是乳腺癌属富贵病，富贵病是要控制饮食的，"大补"对乳腺癌的后续控制并无益处，相反，体重增长是乳腺癌复发的危险因素。

对此，特别需强调：手术后，少喝各类滋补汤，正常饮食即可。

能够通过饮食摄入的，尽可能别静脉营养输送

中国人有个习惯，很多人相信吊营养针、静脉给予营养，好像这样做才科学，医师才更负责。其实错了，大错特错了，乳腺癌不是内脏手术，一般不影响胃肠道，患者大都能自己吃。

在肿瘤临床，何裕民教授特别强调患者能够通过消化道自我吸收的，才是最重要的；实在没办法，才可用点静脉营养（即胃肠外营养），后者只是挽救危重患者的措施之一。这不仅仅是节省费用问题，更是确保胃肠道结构与功能的正常及完整与否的大问题，且可避免与静脉营养有关的诸多并发症，这是一个原则。

推荐"轻断食"

近年来，国外化学治疗（简称化疗）期间流行"轻断食"。"轻断食"是现在最流行的、学界也比较认可的一种减肥、控制体重、控制代谢之法。讲得简单点，偶尔饿上一两顿、一两天，让肠胃等休息休息，有助于控制体重和减肥。社会上常用于肥胖、糖尿病、高血压等的辅助治疗，通过代谢、消解胰岛素抵抗等起到治疗或保健作用，这叫轻断食。现海外学者用此法于化疗期间。何裕民教授也已在临床上试用过多位患者，主要是那些属于富营养化的癌症（乳腺癌是典型的富癌、富营养化的），结果表明，化疗反应很轻，自觉疗效提高。因此，值得试试。

具体做法是，化疗前 1 天、化疗当天要尽可能少吃（特别是碳水化合物等）；化疗结束后，再慢慢恢复饮食；也可从喝粥开始，以减轻化疗副作用，加强疗效。

"轻断食"理论的依据是：人体正常细胞常有自我控制能力，一旦缺乏能量补充，正常细胞会自动回缩，以行自我保护；但癌细胞则相反，它会拼命扩张，特别活跃，努力摄取营养。故此时化疗毒药进入体内（血液中），杀死的大多是活跃的癌细胞，却较少伤及自行回缩的正常细胞。遂可提高疗效，明显减少副作用。虽这理论假设还有待检验，但因实施方便、易行，且通过对多位患者的初步观察，临床反应还是不错的，值得推荐。

脾胃虚弱，切莫强食

化疗药物对胃肠道功能损伤较大。化疗后的患者，脾胃功能尚处于恢复阶段，患者常有胃肠功能障碍，出现胃口差、没有食欲等表现，硬补只能加重胃肠负担。所以，饮食也应以清淡、易消化、易吸收为主，切莫勉强进食。同时，也可辅以健脾养胃的食品，如薏苡仁、山药、茯苓、生姜、萝卜、淡水鱼等。食欲不振时，可适量食用山楂、白萝卜、白扁豆、陈皮等健脾开胃食品。

此外，对于不同的症状，我们主张针对性的食疗配合，以增强疗效。

健脾助运食疗法

临床中，患者在化疗期经常出现脾虚、胃口不佳、消化不良等症状，对此，我们推荐了一些历史上有名的健脾助运的食疗方。

◆ 山楂麦芽茶

源自《中国药膳》。

食材：山楂、生麦芽各 10 克。

做法：山楂洗净、切片，与麦芽同置杯中，倒入开水，加盖泡 30 分钟，代茶饮用。

功效：本方有消食健胃的功效，适合患者化疗期间胃弱纳差、食欲不振、食后腹胀者。

◆ 益脾饼

源自《医学衷中参西录》。

食材：白术 30 克，干姜 6 克，鸡内金 15 克，熟枣肉 250 克，面粉适量。

做法：白术、干姜、鸡内金研粉，加枣肉制成枣泥，再加面粉、清水，和面做薄饼，烙熟即食。

功效：方中白术补气健脾，燥湿止泻；干姜温中补脾；鸡内金健脾消食；枣肉补脾养血。诸味合用，具有补气健脾，消食止泻的作用。本品对于食欲不振、消化不良、脾虚食滞不消、腹泻的患者尤为适宜，可以常做常食。

◆ **期颐饼**

源自《医学衷中参西录》。

食材：芡实 150 克，鸡内金 30 克，面粉和白糖各适量。

做法：芡实、鸡内金研细，过筛备用，鸡内金放入盆中，加沸水浸烫，过凉后再加芡实、白糖和面粉，和面做薄饼进食。

功效：方中芡实补脾固肾；鸡内金运脾消食，固精止遗。两者合用，具有补脾消食的作用，适合于脾虚食积、消化不良的患者。

◆ **山药莲肉汤**

食材：淮山药 30 克，莲肉 15 克。

做法：先将莲肉浸冷水中 1 小时，然后与山药共煮食用。

功效：用于脾虚泄泻见大便时溏时泻、迁延反复、完谷不化、饮食减少、食后脘闷不舒、稍进油腻食物则大便次数增多、面色萎黄、神疲倦怠的患者。

◆ **鸡（鸭）血汤**

食材：鸡（鸭）血 150 克，内酯豆腐 150 克，葱姜末、黄酒、鲜汤、盐、味精、青大蒜、麻油各适量。

做法：鸡（鸭）血洗净后切好，豆腐切小块焯水。用葱姜炝锅后，加入鲜汤后放入鸡鸭血、豆腐、盐、味精等，为了除腥，也可放入少许黄酒，烧开后撇去浮沫，装盆时撒上青大蒜段、麻油，即成。

功效：此方能够补血、解毒，最适宜化疗期间贫血者，及消化力偏弱的乳腺癌患者补养。

粥补，乃调补大法

化疗期间，很多患者胃肠功能差，此时多食粥，不失为调补大法。清代黄云鹄在其《粥谱》中谓粥"于养老最宜：一省费，二味全，三津润，四利膈，五易消化"，对粥类大力推崇。金元四大名医之一的张子和亦十分倡导食粥和胃养生一法。南宋诗仙陆游，深受张子和浆粥食养经验的影响，吟有一绝："世人个个学长年（长寿），不悟长年在目前；我得宛丘（张子和居宛丘，故有别号"宛丘"）平易法，只将食粥致神仙。"

何裕民教授临床治疗过程中，强调"调理脾胃为第一要义"。因此他也擅长于用食疗粥作为患者治疗的辅助方法，认为患者化疗后，经常食粥是保养脾胃、增加营养、提高免疫功能的重要举措，临床疗效也甚好。

患者可以根据不同的症状，运用不同的中药食材，制成相应的食疗粥。若配方中有不能食用的中药，则可先熬中药取汤汁，再加入米煮粥。

◆ 莲子粉粥
食材：莲子粉 20 克，粳米 100 克。

做法：共煮成粥食用。

功效：莲子可补脾止泻，养心安神，用于伴有食欲不振、腹泻、心悸失眠、情绪不稳的乳腺癌患者。

◇ **薏苡仁粥**

食材：炒薏苡仁 50 克，粳米 100 克。

做法：煮成粥食用。

功效：薏苡仁可健脾渗湿、和胃止泻、抗癌肿，还有增强免疫力和抗炎作用，薏苡仁油对细胞免疫、体液免疫也有促进作用。

◇ **黄芪粥/党参粥**

食材：黄芪或党参 15 克，粳米 100 克。

做法：分别用黄芪或党参煎取汁液，以此汤液煮粥食用。

功效：黄芪和党参均是补气良药，也是中药方中常用的抗癌中药。乳腺癌患者由于疾病的影响，体质较弱，肺脾虚损、气虚者也较多见，可以食用黄芪粥或党参粥，以补益肺脾、健脾养胃。

◇ **陈皮萝卜丝粥**

食材：陈皮 9 克，白萝卜丝、粳米各适量，盐少许。

做法：用陈皮与粳米煮粥，煮熟后去陈皮，加入适量白萝卜丝再稍煮片刻，加食盐少许调味，早、晚餐服用。

功效：此方具有降逆止呕、健脾顺气的作用，乳腺癌患者化疗期间伴有呕吐、呃逆、腹胀者，可首选此粥。

多饮水，促代谢

在长期临床观察中，我们注意到中国女性有个特点，不太喜欢喝水。因此，很多中年以上女性常由于饮水不足，导致泌尿系统容易感染。这在化疗期间尤其显得意义突出。故何裕民教授在强调调整饮食同时，主张需适当多补水分。化疗期间饮水量要比平时更多些，这样既能保证肾脏功能正常运转（保肾），又能促进化疗毒性药物代谢后及时排出，减少对人体的损伤。

一般可通过观察尿量来判断饮水量是否足够，如果每天尿量不足 2000 毫升，提示患者饮水量不足，应及时补充水分。

放射治疗期

避免津伤液亏、局部干燥

放射治疗（简称放疗）常常会损伤人体津液，患者会出现津液不足、口燥咽干、咳嗽少痰、皮肤干燥等副作用。此时，何裕民教授强调宜多喝水，并可多食一些滋阴生津的甘凉食品，如白木耳、百合、绿豆、鲜白茅根、鲜芦根、石斛、绿茶等；也可选用新鲜榨取的植物汁液，如甘蔗、荸荠、梨、莲藕、西瓜、黄瓜、西红柿等。

◇ **芹枣汤**

食材：芹菜 250 克，红枣 10 枚，精盐、味精、葱花、花生油及其他调料适量。

做法：将芹菜洗净，切成约 3 厘米长的段；红枣洗净，去核。在锅中加入花生油烧热，放入葱花煸香，加入芹菜段煸炒，注入适量清水，放入红枣、盐、味精，烧煮至菜熟即可出锅。佐菜汤服用。

功效：适用于放疗后皮肤干燥、口干津伤的患者。

◆ **沙参麦冬粥**

食材：沙参、麦冬各 15 克，大米 50 克，冰糖适量。

做法：将沙参、麦冬水煎取汁，加大米煮成粥，冰糖调服，每天 1 剂。

功效：沙参、麦冬可益气养阴、润肺生津，可用于放疗后出现皮肤干燥、咽干、干咳等症。

◆ **生地石斛粥**

食材：生地黄 15 克，石斛 30 克，大米 50 克，冰糖适量。

做法：将生地黄、石斛水煎取汁，与大米共煮成粥，待熟时冰糖调服，每天 1 剂。

功效：生地黄可清热凉血、养阴生津；石斛可益胃生津、滋阴清热。本方对于放疗后阴伤胃阴虚者较为适合，症见口干唇燥，胃中嘈杂，干呕，或吞咽不利，食后胸膈不适，大便干结，舌光、干绛，脉细数等表现。

◆ **双白饮**

食材：新鲜白茅根、白芦根各适量（50～100 克）。

做法：洗净，用温水浸泡，煮沸 10 分钟后当茶饮。

功效：本方可滋阴、清肺、解毒、防范放疗辐射。这也是何裕民教授临床常用养生方。

◆ **铁皮枫斗茶**

食材：铁皮枫斗 4～6 克。

做法：沸水泡，待稍凉后饮用。

功效：铁皮枫斗，属石斛的一种，含石斛多糖、石斛碱、石斛胺等。有一定的抑制肿瘤、消解放疗毒素等作用，故可在放疗期间饮用。

◆ **固娇冲剂**

为一款加工而成的饮品，尤其适合于放疗期间饮用。"娇"是中医学称肺为"娇脏"之故，放疗对肺损伤尤其明显，故称其为固娇冲剂。每天 1 包，放疗开始后饮用，放疗结束再坚持饮用 1～2 个月，有一定程度消解放疗副作用之功。

◆ **生地饮**

食材：鲜生地黄 20～30 克。

做法：洗净，榨汁喝。

功效：新鲜生地黄、大生地，有清热生津、凉血、止血等功效，对于放疗损伤有一定的修护作用，可用于放疗引起的热毒伤阴之症。还可调节内分泌、淡斑美白等功效，尤其适合于兼见便秘之女性。

帮助放疗后减少组织损伤

可用于预防放疗组织损伤的常用药膳还有：

◆ **五白茶鲜**

食材：白茅根、鲜白芦根各 30 克，银耳 15 克，百合、马蹄各 20 克。

做法：白茅根、白芦根、百合洗净；银耳洗净，泡发，撕成小朵；马蹄洗净，削皮，切块。将所有材料放入砂锅中，加入适量清水，武火烧开后，转文火煮约 60 分钟关火，取汁代茶饮。

功效：本方有清热泻火、生津止渴、除烦止呕的功效，此外，还有增强免疫力，以及防范放疗损伤等作用。

◈ 桑葚枸杞糯米粥

食材：糯米 100 克，桑葚、枸杞子各 30 克。

做法：桑葚、枸杞子洗净，放入砂锅内，加适量清水，煎煮 1 小时，去渣取汁，倒入淘洗干净的糯米，加适量清水，武火煮沸后，转文火熬稠即可。

功效：本方可补益肝肾，有抑制肿瘤、增强免疫力、辅助治疗放疗损伤的作用。

◈ 银耳藕粉羹

食材：银耳 25 克，藕粉 10 克，冰糖适量。

做法：银耳泡发，撕成小块，加适量清水和冰糖炖烂成汤汁，将汤汁冲入藕粉即可。

功效：此方有补肺益气、养阴润燥、清热安神的功效，可提高机体免疫力以及增强放疗耐受力。

此外，外用方法对于减缓乳腺癌患者的放疗后副反应等也有意义，可以在乳房局部抹些有保护皮肤功效的中医药及护肤品等，以保护局部皮肤，避免烧灼伤。

饮食别"火上浇油"

放疗常导致人体津液损伤，产生内热，此时应忌食热性食物，以免"火上浇油"，如狗肉、羊肉、辣椒、八角、茴香、龙眼、荔枝等都应忌讳。

绝对禁烟酒、煎炸和烧烤类食物，甚至连葱、姜都要少放，以减少对津液的损伤。

组织损伤，需长期修复

放射治疗是目前乳腺癌辅助治疗的重要手段之一。但放疗可损伤周围组织及器官，常见并发症有放射性皮肤损伤、乳房纤维化、肺损伤、心脏损伤、上肢淋巴水肿、臂丛神经损伤以及肋骨骨折等。放疗的损伤分急性和晚期两种，急性即早期副作用，症状一般很快出现，从放疗开始到放疗结束后几周内；晚期损伤一般在放疗后 3～6 个月内出现，甚至持续数年、数十年，且可逐步加重。这取决于受累细胞周期长度及细胞群耗竭所需时间等。

何裕民教授在临床上已遇到多例患者因不知道放疗对组织损伤的持续存在且逐渐加剧，忽视了放疗后的修复治疗，进而逐渐出现严重并发症，令人无言而心酸。我们的经验是，放疗与化疗不同。化疗的副作用，常短期内达高峰，以后可长期持续存在，但大多由于机体自身可修复之故，副作用常逐步递减；而放疗呢，多数人初起感觉不明显，2～3 个月后始感明显，且可能由于灼伤组织的瘢痕化并不断收缩、僵化，无法自我修复，会持续进展，引起周边未灼伤组织的相应反应。

鉴于此，对于放疗副作用的防范，必须自第一时间开始，而且要持续不断运用中医药及具有滋阴清热、促进组织修复功效的药膳，可阻断或减缓放疗副作用的发生发展、部分恢复其正常功能，且越早介入效果越好，介入时间越长越安全。

八

乳腺癌对症治疗的精准饮食调理

饮食方面，很多患者都会忽视对"症"的重要性。但临床实践显示，食物无毒无副作用，通过合理的饮食来缓解乳腺癌患者的症状，患者大多愿意接受，而且已取得了明显的效果。因此，患者根据不同症状，采取针对性的饮食措施，并将它实行到每天的生活中，对治疗有积极的帮助。

 化放疗后严重贫血

经常听到患者这样说："我化疗后贫血得厉害，怎么办啊？"肿瘤患者临床出现贫血、血小板减少得非常多，特别是化疗后，这些现象尤为常见。对此，食疗配合意义重大。

- **食疗推荐方**

  ◆ **红枣木耳汤**

  食材：红枣 15 枚，黑木耳 10 克。

  做法：黑木耳用温水泡发，洗净，撕成小块，红枣洗净去核。将红枣、黑木耳同放砂锅中，加入适量清水，煮至红枣和黑木耳熟烂即可。每天 1 次，连服数天。

功效：此方为益血补血名方。方中黑木耳具有益肾补血、抗癌、降低血黏度、抗血凝的功效，红枣是补血佳果。两者合用，具有益肾健脾、养阴补血的作用，适用于化疗后贫血的患者，有很好的补血功效。

◇ **红枣花生衣汤**

食材：红枣 50 克，花生米 100 克。

做法：红枣洗净，用温水浸泡去核，花生米略煮一下，冷后剥衣。将红枣和花生衣放入锅中，加入煮过花生米的水，再加适量水，用武火煮沸，再改用文火焖煮半小时左右，捞出花生衣即可出锅。

功效：红枣是民间常用补血食物，再配以固涩止血的花生衣，具有益气补血、强壮止血的作用，适合于患者气血两虚所致的面色无华、食少、气短乏力及出血者。

◇ **地黄甜鸡**

食材：生地黄 20 克，母鸡 1 只，饴糖 15 克，桂圆肉 30 克，红枣 5 枚，米汤适量。

做法：将母鸡由背部颈骨至尾部剖开，去内脏、爪、翅尖，洗净，入沸水锅内略焯片刻，捞出待用。将生地黄切成约 0.5 厘米见方的颗粒，桂圆肉撕碎，与生地黄混合均匀，再用饴糖调拌后塞入鸡腹内，将鸡腹部向下置于瓷钵中，红枣去核放在瓷钵内，灌入米汤，封口后上笼武火蒸 2～3 小时，待其熟烂取出即成。

功效：本食疗方可益气养血、养阴益肾，适用于贫血、白细胞减少者。

◆ 鸡（鸭）血汤

参见第 130 页。

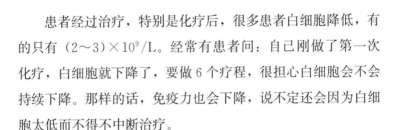

白细胞减少

　　患者经过治疗，特别是化疗后，很多患者白细胞降低，有的只有 $(2\sim3)\times10^9$/L。经常有患者问：自己刚做了第一次化疗，白细胞就下降了，要做 6 个疗程，很担心白细胞会不会持续下降。那样的话，免疫力也会下降，说不定还会因为白细胞太低而不得不中断治疗。

　　因此，常常在治疗前，家属就开始问哪些食疗方对升高白细胞有帮助，提前做给患者食用，以便未雨绸缪。

● **食疗推荐方**

　　◆ **花生山药汤**

　　食材：花生仁、山药各 30 克，枸杞子 15 克。

　　做法：煮汤食用。

　　功效：花生健脾养胃，补益气血；山药补脾肺肾；枸杞多糖不仅是一种调节免疫反应的生物反应调节剂，可通过神经-内分泌-免疫调节系统发挥抗癌作用，而且它还能明显提高吞噬细胞的吞噬功能，提高淋巴细胞的增殖能力。本方常服，有一定的提高血液白细胞数量的作用。

　　◆ **黄芪杞子饮**

　　食材：黄芪 15 克，枸杞子 10 克。

　　做法：泡茶饮。

　　功效：本方可明显升高白细胞数。

◆ **黄芪石斛饮**

食材：黄芪 15 克，石斛、枸杞子各 10 克，红枣 5 枚。

做法：煎水饮用。

功效：《神农本草经》谓石斛："补五脏虚劳羸瘦，强阴益精，久服厚肠胃，轻身延年。"民间称其为"救命仙草"。本方有提高免疫力、增强补血和升高白细胞的作用。

◆ **黄鳝骨头汤**

食材：黄鳝骨 100 克，黑豆 90 克，红枣 5 枚，生姜、食盐、味精、料酒、葱姜各少许。

做法：黄鳝骨洗净，用开水焯，将泡好的黑豆洗净，全部原料一齐放入砂锅中，加清水适量，武火煮沸后，改用文火煲 2～3 小时，加入调料，喝汤，吃渣。

功效：临床观察表明，本方在补肝益肾的同时，也有很好的升白细胞之功，故民间使用较为广泛。

◆ **土茯苓猪骨煲**

食材：土茯苓 250 克，山药 250 克，猪骨 200～350 克，薏苡仁 50 克，盐、料酒、姜片各适量。

做法：山药削皮，洗净，切成小块备用；猪骨洗净；薏苡仁稍浸泡后洗净备用。土茯苓、猪骨、薏苡仁、姜片等，放进汤锅里，加足量清水（约 2500 毫升），武火煲开后，改文火煲 1～1.5 小时；再放进山药，可放适量调味品，再煲 10 分钟，即可。如果是干品山药，需开始时即一起下锅煲。

功效：本方有补虚、益气的功效，尤其适合于乳腺癌等患者放化疗后的白细胞减少之症。

怎么对付饥饿感

临床上经常看到，有的患者接受手术、放化疗后胃口不好，没有食欲，平时饮食也控制得较严格，但有时会出现明显的饥饿感。此时，有些患者不知吃什么好。

• 食疗推荐方

对于临睡前胃中嘈杂饥饿者，可以用百合鸡子黄汤。

如乳腺癌患者睡前有饥饿感，也可以吃点低热量的食物，如少量麦片、芋头、苹果、梨以及黄瓜和番茄等，以减缓不适症状。但切记不要食用方便面、糕点等高热量的食物。

新的观点认为，饥饿感等的异常，包括缺乏饥饿感等，往往是肠道菌群紊乱之故。因此，可借助补充益生菌之方法，加以改善。市售益生菌很多，可以交替使用不同的益生菌，达到改善之目的。

◆ 百合鸡子黄汤

食材：用百合7枚，鸡蛋黄1枚，白糖适量。

做法：百合脱瓣，清水浸泡一宿，待白沫出，去其水，放入锅中加清水，武火烧开后再改用文火煮约30分钟，然后加入鸡蛋黄搅匀，再沸，调以少许冰糖或白糖进食。

功效：这是张仲景《金匮要略》中的一张名方。本品原用于百合病吐之后者，为治疗百合病的代表方。所谓"百合病"，现代医学没有这个名词，古代医籍是这样描述其症状的："神情不宁，沉默少言，欲卧不能卧，欲行不能行，欲食不能食。似寒无寒，似热无热。"这些症状，其实在乳腺癌患者中也是经常看到的。患者往往情绪不好，时而抑郁，时而烦躁，想吃东西，有饥饿感，又觉得没有胃口，坐卧不安。本方中百合润肺安神清心；鸡蛋黄可滋阴清热宁心。合而用之具有清心安神，滋阴润肺的作用。

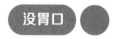

临床中，患者常出现脾虚、胃口不佳、消化不良的症状，对此，何裕民教授主张常可服用一些具有健脾开胃作用的食疗方。

● 食疗推荐方

◆ 神曲丁香茶

食材：神曲 10 克，丁香 1.5 克。

做法：上两药放入茶杯中，沸水冲泡，代茶饮用。

功效：本方有温中健胃、消食导滞的功效。适用于胃寒食滞而出现食欲不振、脘腹胀痛、恶心呕吐、呃逆等症状的患者。

◆ 健脾消食蛋羹

食材：山药、茯苓、莲子、麦芽各 15 克，山楂 20 克，鸡内金 30 克，鸡蛋若干枚，食盐、酱油适量。

做法：除鸡蛋外，上述药食共研细末，每次 5 克，加鸡蛋1 枚调匀蒸熟，加适量食盐或酱油调味后直接食用。

功效：本方有补脾益气、消食开胃的功效，适用于乳腺癌患者见脾胃虚弱、食积内停或纳食减少、脘腹饱胀、嗳腐吞酸、大便溏泄、脉象虚弱等症状。

◆ **白术猪肚粥**

食材：白术 30 克，槟榔、生姜各 10 克，猪肚 1 付，粳米 100 克，葱白 3 茎（切细），食盐适量。

做法：将前 3 味装入纱布袋内，猪肚洗净，将药袋纳入猪肚中缝口，用水适量煮猪肚令熟，取汁，以该汁煮米粥，将熟时入葱白及食盐调味。

功效：本方源自《圣济总录》。本方有健脾消食、理气导滞的作用，适用于脾虚气滞致脘腹胀满疼痛、食欲不振、食后腹胀等症状的乳腺癌患者。

◆ **枳术粥**

食材：枳实（炒）15 克，麸炒白术 15 克，粳米 100 克，水适量（2000～2500 毫升）。

做法：熬粥。

功效：健脾消食，行气化湿，适用于乳腺癌患者见胃纳不佳、不想进食、脘腹胀满等症状。

上肢肿胀

临床上，因为乳腺癌根治术、腋窝淋巴结清扫、腋窝及锁骨上下区放疗、局部感染、锻炼不当，或者患侧上肢强力负重等原因引起的患侧上肢淋巴水肿很常见。上肢并发症虽无致命威胁，但可引起患侧手臂活动受限、乏力、麻木、疼痛。在中医药内服、外洗、推拿按摩的同时，配合食疗调整，会提高临床效果，帮助有效控制上肢水肿。

食疗推荐方

◆ 鲤鱼赤小豆汤

食材：鲜鲤鱼 1 条（约 1000 克），赤小豆 150 克。

做法：鲜鲤鱼处理干净备用。赤小豆洗净放入锅中，加清水，武火烧沸后改用文火煮至半熟时，加鲤鱼煮至熟烂即成，不加调料淡食。

功效：本方来源于唐代王焘的《外台秘要》。为利水消肿的常用方，方中鲤鱼可利水消肿、下气止咳、退黄；赤小豆有利水除湿、消肿解毒和血的功效。两者均可利水消肿，合用更可增强利水消肿作用。

◆ 赤小豆冬瓜鲤鱼汤

食材：鲜鲤鱼 1 条（约 1000 克），冬瓜 250 克，赤小豆 50 克。

做法：鲤鱼去鳞、鳃和内脏洗净，加冬瓜、赤小豆和适量水一起煮熟后，分次食用。

功效：利水消肿。

◆ 消肿加减汤

食材：鲜鲤鱼 1 条（约 1000 克），赤小豆 50 克，陈皮 6 克，葱、姜、胡椒粉、食盐各适量。

做法：赤小豆、陈皮洗净后塞入鲤鱼腹内，将鲤鱼放入盛器内，将葱、姜、胡椒粉、食盐调好与鸡汤一起放入盛器，上蒸笼蒸 90 分钟。鱼蒸熟后出笼，另加葱和其他绿叶蔬菜，用沸汤略烫，投入汤中即成。

功效：利水消肿。

◇ 冬瓜消肿茶

食材：带皮冬瓜 500 克。

做法：洗净煮水，代茶饮用。

做法：利水消肿。

局部炎症或感染破溃

乳腺癌晚期患者可出现皮肤破溃，呈菜花状，伴有脓血或恶臭等症，积极配合食疗，也能缓解病情，促进恢复。

● 食疗推荐方

◇ 蒲公英粥

食材：蒲公英、金银花各 15 克，粳米 100 克。

做法：将蒲公英、金银花洗净，放入砂锅内，加适量清水，煎煮 1 小时，去渣取汁加入粳米、适量水煮粥。

功效：本方有清热解毒、消肿散结、利尿通淋的功效，适宜于局部皮肤感染破溃、发热等患者。

◇ 马兰头拌豆腐

食材：马兰头 500 克，内酯豆腐 1 盒，调味料适量。

做法：马兰头洗净、烫熟后切碎，加入豆腐、适量调味料拌匀后食用。

功效：本方有清热解毒、散瘀止血、消积的功效，适宜于局部皮肤感染破溃、发热等患者。

◇ 连翘薏仁赤豆汤

食材：连翘 15 克，薏苡仁、赤小豆各 30 克。

做法：各食材洗净，将连翘装入纱布袋中，连同薏苡仁、赤小豆放入砂锅中，武火煮沸后，转文火煎煮 1.5 小时，去药袋，吃豆喝汤。

功效：本方有清热解毒、消肿散结、排脓的功效，适合于局部皮肤炎症的患者。

◆ 炒黄花菜

食材：黄花菜 500 克。

做法：黄花菜洗净，如家常菜炒后，佐餐。

功效：本方可清热解毒、消肿散结，适合于局部皮肤炎症的患者。

疼 痛

疼痛不是乳腺癌的常见症状，乳腺癌患者早期并无疼痛，晚期则会出现阵发或持续性的隐痛、钝痛或牵拉痛，部分患者有较为剧烈的疼痛。

有时乳腺癌患者的疼痛，特别是浅表性疼痛没法缓解的情况下，也可以借助常用的外敷方法来解决，何裕民教授的组方消瘤散常十分有效，可以参照相关的医生提供的临床经验。

• 食疗推荐方

◆ 露蜂房甘草饮

食材：露蜂房、生甘草各 5 克。

做法：先将露蜂房、甘草洗净，放入砂锅中，加适量清水浸泡半小时，武火煮沸，改文火煮 50 分钟左右。去渣取汁，代茶饮。

做法：本方有抗癌、镇痛的作用，适宜于乳房疼痛的患者。

◆ **元胡佛手炖肉**

食材：延胡索、佛手各 10 克，猪瘦肉 150 克，调味品适量。

做法：将猪肉洗净，切丝，加酱油、料酒、淀粉等拌匀。取延胡索、佛手洗净，放入锅中，加清水适量煎煮 1 小时后，去渣取汁，下猪肉丝，文火煮至猪瘦肉熟后，加入食盐、味精等，再煮一两沸即成，吃肉喝汤。

功效：本方可活血化瘀、行气止痛，适宜于乳腺肿块胀痛或刺痛、两胁作痛、烦躁易怒、口苦咽干的患者。

◆ **王不留行黑豆汁**

食材：王不留行 10 克，黑豆 50 克，红枣 2 枚。

做法：取王不留行研粉备用；黑豆、红枣洗净，放入砂锅内，加适量清水，煮至豆烂盛出，调入王不留行粉，食豆饮汤。

功效：本方有祛风解毒、消肿止痛、抗肿瘤的功效，尤宜于疼痛伴有瘀血征象者，如症见乳房肿块、质地坚硬、有刺痛感、舌紫暗、舌面有瘀点或瘀斑等。

焦虑、抑郁

根据统计显示，我国恶性肿瘤人群中抑郁的患病率达 54.90%，而相对于罹患其他恶性肿瘤，乳腺癌患者的焦虑、抑郁等精神病学症状的发生率更高。除了乳腺癌疾病导致患者易于出现焦虑、抑郁外，药物治疗，如化疗影响卵巢功能，可能导致雌激素、雄激素合成受损，出现潮红、易激惹、体重增加等副作用。再加上担心生存预后、复发转移等导致思虑加重、失眠，进而焦虑、抑郁。

当患者出现焦虑和抑郁时，除了药物和心理疏导以外，积极的饮食配合，也能帮助患者缓解不适症状。

- **食疗推荐方**

  ◆ **甘麦大枣汤**

  本方源于〔东汉〕张仲景《金匮要略》。甘草15克，小麦100克，大枣10枚。上述3味药，以水6升，煮取3升，每天分3次温服。临床常用于情绪低落、精神恍惚、抑郁寡欢、心中烦乱、无故悲伤欲哭、哭笑无常者。本方是中医学调控轻症的抑郁、焦虑、情绪失常之常用方。有痰火内盛之癫狂证、心火亢盛、湿浊内盛者，不宜使用。

  ◆ **百合地黄汤**

  本方源于〔东汉〕张仲景《金匮要略》。百合7枚，生地黄汁200毫升。以水浸洗百合一宿，去其水；再以泉水400毫升，煎取200毫升，去滓；入地黄汁，煎取300毫升，分温再服。百合地黄汤由百合和生地黄组成，以泉水煎药，具有润养心肺、凉血清热之功效。本方较多用于神经/精神系统病症，尤其是情感性精神障碍和心理障碍等的治疗，包括神经症、抑郁症、焦虑症、失眠症等，有一定效果。有风寒咳嗽、中焦胃寒便溏者，慎服。

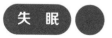

失 眠

失眠是乳腺癌患者临床常见的症状，与疾病导致的心理压力，对疾病的恐惧、担心、害怕，以及手术、放化疗等对人体的损伤等有关，对患者的精力、体力、生活、工作以及疾病预后、康复造成了一定程度的影响。饮食疗法对调治失眠有一定的帮助，临床不妨一试。

● **食疗推荐方**

◆ **玫瑰绿茶**

食材：玫瑰花 10 克，绿茶 5 克。

做法：放在杯中，用沸水冲泡，代茶频饮。

功效：可用于肝气不舒、情志抑郁而失眠的患者。

◆ **酸枣仁粉**

食材：酸枣仁 200 克。

做法：将酸枣仁炒熟，研成粉末，每天睡前用小勺取 5 克，用开水或者米汤冲服，临床使用，效果甚好。

功效：酸枣仁捣成粉末，可让人体更好地吸收，把养心安神、帮助睡眠的作用发挥得更好。

◆ **茯苓莲子饼**

食材：茯苓、莲子肉各 20 克，面粉 100 克，白糖适量。

做法：将茯苓和莲子肉研成细粉，与面粉、白糖共调成糊，以微火在平底锅中摊烙成薄饼，可作为早晚餐，食用小米粥时搭配本品食用。

功效：茯苓莲子饼有健脾补中、宁心安神之功效，可用于心脾两虚、心悸失眠或伴水肿的患者，食之有良效。

九

乳腺癌不同阶段的精准营养疗法

临床上，乳腺癌患者确诊时，有些已出现癌转移，如肺转移、脑转移、肝转移和骨转移等，癌转移不仅对相应脏器造成了影响，也严重影响了患者的生活。尤其对于乳腺癌晚期患者出现恶病质情况，营养治疗就是主要治疗措施之一。因此针对患者的不同阶段，我们给患者提出了针对性的营养治疗建议，以期能更好地帮助患者。

早期乳腺癌未转移

· 饮食建议

（1）饮食宜定时、定量，有计划地摄取适当的热量和营养，以维持正常体重。

（2）膳食品种多样化，荤素搭配，以满足机体所需的各种营养素。

（3）多吃有抗癌功效的食品，如薏苡仁、菱角、西红柿、大蒜、洋葱、花椰菜、卷心菜、白菜、鱼类、绿茶、白萝卜、大豆、柑橘、麦胚芽等。

（4）少吃肉，1周不要超过350克。优先选择鱼肉、禽肉、大豆、豆制品等优质蛋白丰富的食物，不食或少食动物内脏、牛羊肉、甲鱼等。

（5）多吃五谷杂粮，如玉米面、小米饭、豆类等。少吃精米、精面。

（6）多吃富含纤维素的食物，有助于保持大便通畅。

（7）不吃富含雌激素的食物或补品，如雪蛤、蜂王浆、蜂蜜、花粉等。

（8）少用辛辣调味品，如肉桂、茴香、花椒等。过量食用这些调味料可促进癌症发展。

（9）不吃各种致癌食品，如盐腌、烟熏、烧烤、煎炸、烧焦、霉变的食物。

（10）吃新鲜的食物，不吃剩菜、剩饭。

● 推荐主食

中国人的主食喜食米饭、面条、馒头等细粮。乳腺癌患者不妨主食尽量选择富含膳食纤维的食物，如薏苡仁、玉米、藜麦、糙米等。因为膳食纤维具有一定的降血糖、降血脂、控制肥胖、减轻体重、保持大便通畅等功效，并可增加饱腹感。同时，这些食物还是抗癌佳品。

◆ 薏苡仁饭

食材：炒薏苡仁、山药、莲子、扁豆各20克，粳米100克。

做法：炒薏苡仁、莲子、扁豆洗净，先用热水浸泡1晚，煮烂后再与粳米、山药一起煮饭。

功效：薏苡仁、山药、莲肉、扁豆有补脾止泻、益肾固精的功效，尤适用于脾虚泄泻、食欲不振者。现代药理研究发现，薏苡仁有抗肿瘤、调节免疫、降血糖等作用。

◆ **玉米饭**

食材：新鲜玉米粒或玉米渣 25 克，粳米 100 克。

做法：食材洗净，倒入电饭锅内，加适量水共煮。

功效：玉米，性平味甘，《本草纲目》称其可"调中开胃"，《本草推陈》则直接称玉米为"健胃剂"。药理研究发现，玉米具有许多生物活性，如抗氧化、抗肿瘤、降血糖、提高免疫力和抑菌杀菌等功效，十分适合乳腺癌患者食用。

◆ **藜麦饭**

食材：藜麦 25 克，粳米 100 克。

做法：食材洗净，藜麦提前浸泡 1 小时，倒入电饭锅内，加适量水与粳米共煮。

功效：藜麦具有较高营养价值，被联合国粮农组织认定是唯一一种可满足人类基本营养需求的食物，被称为"黄金谷物"。藜麦含有多种活性成分和丰富的营养物质，具有均衡补充营养、增强机体功能、抗氧化、降血糖、降血脂、抗炎、提高免疫以及抗菌抗溃疡等生理活性，尤其适于高血糖、高血压、高血脂、心脏病、肿瘤等慢性病人群。

◆ **糙米饭**

食材：发芽糙米、粳米各适量。

做法：食材洗净，加适量水，倒入电饭锅共煮。

功效：大量研究表明，发芽糙米不仅在主要功能性营养组分的含量上明显高于糙米，在降血脂、降血压、抗癌、预防及辅助治疗糖尿病及其并发症、降低心血管疾病的发生率、改善记忆及预防老年期痴呆等多种药理疗效上，也普遍优于糙米；且其蒸煮性、口感和风味等食用品质方面也明显优于糙米。

◇ **甘麦红枣粥**

食材：炙甘草 10 克，红枣 2 枚，小麦 50 克。

做法：食材洗净，将甘草入锅煎汁，去渣，与红枣、小麦一起煮成粥即可。

功效：此方具有养血益气、养心安神、和中缓急的功效。

◇ **二米南瓜羹**

食材：薏苡仁、玉米各 20 克，南瓜 30 克。

做法：薏苡仁洗净，新鲜玉米剥粒，南瓜洗净、切块。将所有原料放入豆浆机中，加适量水，按下"米糊"启动键，30 分钟左右即可。

功效：本方可健脾止泻、利水渗湿，可作为患者平时主食常食。

• **推荐副食**

◇ **柠檬绿茶**

食材：绿茶 10 克，柠檬 1 个。

做法：柠檬洗净，去皮，去籽，切薄片。取 3～5 片柠檬及绿茶放入茶壶。往茶壶中注入 85℃左右的开水，闷泡 10 分钟即可。

功次：此茶饮具有防癌抗癌、滋阴润燥、开胃润肺、提高机体免疫力等作用。

◇ **芋头蘑菇炖排骨**

食材：蘑菇 20 克，芋头 200 克，小排骨 250 克，油、盐、味精各适量。

做法：芋头和蘑菇切成小块，小排骨用开水焯去血水和浮沫。锅中放油，油热后放排骨煸炒，加入芋头和蘑菇，加入适量水，文火煮烂，加盐、味精调味。

功效：芋头有抗癌抑癌作用，乳腺癌患者术后做放疗与化疗时，吃芋头能起到辅助治疗的作用。

◆ **素炒三丝**

食材：冬菇 100 克，青椒 2 个，胡萝卜 1 根，植物油、味精、盐、水淀粉、鲜汤、麻油各适量。

做法：冬菇水发洗净，挤干水分，切成细条，胡萝卜、青椒洗净切丝。起油锅，将三丝入锅煸炒后，加鲜汤、盐，待汤烧开后加味精，用淀粉勾芡，淋上麻油，盛入盘内即可。

功效：本品清爽可口，乳腺癌肥胖者不妨多食。

◆ **蒜泥绿菜花**

食材：绿菜花 150 克，蒜泥 30 克，盐、酱油、醋各适量。

做法：绿菜花洗净，用盐水泡 10 分钟，再冲洗干净。锅中加水烧沸，放入绿菜花汆汤至断生，捞出。绿菜花码盘，将蒜泥兑入酱油、醋、盐调成味汁，淋在菜花上即可食用。

功效：此品具有防癌抗炎、健脾开胃、增强免疫力等作用。

◆ **果蔬方**

食材：猕猴桃、梨、葡萄、橙子、苹果等，绿叶蔬菜，芹菜。

做法：以上水果任选 2～3 种，加入适量的绿叶蔬菜，另加 1 根芹菜，绞汁后加热至温热饮用。

功效：众所周知，水果是抗癌之宝，研究表明，有十几种水果可以起到有效地降低癌症发病率的作用。这些水果包括草莓、橙子、橘子、苹果、猕猴桃、葡萄、哈密瓜、西瓜、柠檬、葡萄柚和菠萝等。蔬菜按其品种可分为叶菜类、根茎类、瓜茄类和鲜豆类等。绿叶菜类营养价值丰富，是胡萝卜素、维生素 C、维生素 B_2、叶酸、矿物质和膳食纤维的良好来源。此果蔬汤营养丰富，具有抗菌、抗氧化、抗肿瘤、降血脂、保持大便通畅等功效。因蔬果大多偏寒凉，故建议温热饮用。

肝转移

• 饮食建议

患者饮食宜清淡、易消化，不应过于油腻。脂肪摄入过多，会加重肝脏负担；另一方面，患者也常常不能耐受高脂饮食，摄入后容易引起脂肪泻。

蛋白质是肝细胞再生、肝功能恢复所需要的主要原料，但过量蛋白质摄入也会加重肝肾负担，因此应适量选择所含必需氨基酸种类齐全，但产氨少的蛋白质，特别要多供给鱼、虾、鸭、去皮鸡肉、大豆、玉米、小米、糯米、花椰菜、红枣等支链氨基酸多的食物；要少吃带皮鸡肉、猪肉、牛肉、羊肉、兔肉等含芳香族氨基酸多的食物。甲硫氨酸（蛋氨酸）、胆碱、卵磷脂称为抗脂肪肝物质，因此，每天供给适量的动物性蛋白和甲硫氨酸（蛋氨酸）食物，如瘦肉、蛋、鱼、豆类及其制品等。

患者的能量供给应以碳水化合物为主，碳水化合物不但有节氮作用，还可促进肝脏利用氨基酸修复肝细胞。富含碳水化合物的食物如软饭、面条、藕粉、南瓜、马铃薯、红薯、芋头、山药、百合等。

维生素对肝细胞的解毒、再生和提高免疫力等方面有特殊意义，一些抗氧化营养素如维生素 E、维生素 C 等，有保护肝脏免受损伤的作用。因此，建议多吃富含维生素的新鲜蔬菜和水果。

- **推荐主食**

可参考乳腺癌未转移之推荐主食（从略）。

总体上，此类患者经常服用虫草花、菌菇、茯苓等类食物是有帮助的。

- **推荐副食**

◆ **陈皮鲫鱼汤**

食材：鲫鱼 250 克，陈皮 10 克，胡椒、生姜、盐等调料少许。

做法：生姜洗净切成片，陈皮切成丝，用纱布将生姜、陈皮丝和胡椒一起放入鲫鱼肚内，扎好，加适量清水，用文火炖熟，加入盐调味即可食用。

功效：本品理气健脾、散寒止痛，对于乳腺癌患者出现消化不良、脾胃虚寒者尤其适宜。

◆ **鸡骨草煮鸡蛋**

食材：鸡骨草 30 克，鸡蛋 1 个。

做法：鸡蛋清洗干净，清水煮沸，放入鸡蛋煮 6 分钟，拿出过凉水，敲裂蛋壳备用。将鸡骨草清洗干净，放入砂锅内，加适量清水，武火煮沸后，放入煮好的鸡蛋，文火炖 30 分钟即可，吃蛋喝汤。

功效：鸡骨草具有很好的护肝作用，对化学性和免疫性肝损伤均有保护作用。

◇ **芪芝煲鸡肉**

食材：黄芪 15 克，灵芝 10 克，鸡肉 100 克。

做法：黄芪煎取汁，将黄芪汁与灵芝和鸡肉共煲汤食用。

功效：黄芪能促进机体代谢、促进血清和肝脏蛋白质的更新，有保肝、降血脂、降血糖、降血压的作用，还能增强和调节机体免疫力，可提高机体的抗病力。灵芝含灵芝多糖和三萜类化合物，灵芝多糖具有免疫调节、降血糖、降血脂、抗氧化、抗衰老及抗肿瘤作用；三萜类化合物能净化血液，保护肝功能。

◇ **玄参茶**

食材：玄参 10 克。

做法：煎水代茶饮。

功效：玄参能保护肝细胞损伤，促进肝细胞再生，有抗肝细胞纤维化作用。此外，玄参茶还有除烦安神的功效。适合伴有瘀血病症及心烦失眠的肝转移患者。

◇ **北虫草豆腐汤**

食材：豆腐 1 块（约 300 克），北虫草 30 克，葱、姜、大蒜、盐及调料各适量。

做法：北虫草温水浸泡约半小时，豆腐切条，葱姜切丝，大蒜切片，将豆腐及泡好的北虫草倒入温水中，文火煮约 20 分钟，加入盐及调料，放点葱、蒜，即可。

功效：北虫草有保肝抗肿瘤之功，豆腐本身就是保护乳腺之佳品，此汤不仅味美，营养价值高，而且辅助抑瘤保肝，故适合于乳腺癌肝转移者。

肺转移

• **饮食建议**

（1）饮食宜清淡、易消化，尽量采用蒸、煮、炖、熬、烩等方法烹调食物。

（2）宜食具有理气止痛作用的食物及高纤维素的蔬菜、水果。

（3）胸水患者限制水钠的摄入，低盐或无盐饮食。低盐饮食具体指烹调日用盐 2～3 克或酱油 10～15 毫升，对于严重胸水患者在短期内要给予无盐膳食，具体指日用盐 1 克或酱油＜5 毫升。进水限制在每天 1000 毫升左右。

（4）胸水患者原则上给予高蛋白饮食，选用鸡蛋、牛奶、鱼肉、豆类及豆制品等优质蛋白，可维持血浆蛋白正常水平，有利于胸水、水肿等症状的改善。

（5）适当控制脂肪的摄入量，每天不超过 50 克，保证脂溶性维生素的吸收，防止便秘。

• **推荐主食**

可参考乳腺癌未转移患者之推荐参考主食（从略）。

总体上，此类患者经常服用百合、银耳、金银花、白芦根、车前子等食物是有帮助的。

• **推荐副食**

◆ **薤白鸡蛋饺子**

食材：薤白 200 克，鸡蛋 6 个，面粉 500 克，调味料适量。

做法：面粉中加少许盐，用温水把面粉拌成絮状揉成光滑面团醒发 20 分钟。把鸡蛋打入碗中，搅拌均匀。锅中倒油，把鸡蛋倒进去炒好备用。把薤白洗净切碎，放入炒好的鸡蛋中，加入调味料，拌成饺子馅。把面搓成长条，切成剂子，擀成饺子皮。锅中放水烧开后，把包好的饺子倒进去煮熟即可。

功效：此药膳有宽胸理气、消胀止痛的功效，主治乳腺癌肺转移伴有胸闷胸痛者。

◆ 佛手陈皮茶

食材：佛手、陈皮、绿茶各 3 克。

做法：上述食材用适量开水泡饮即可。

功效：本茶方有健脾理气、疏肝解郁的功效，适合于乳腺癌肺转移伴有脘腹胀满、胸胁胀痛、呕恶食少的患者。

◆ 延胡索三七糊

食材：三七、延胡索各 3 克，紫皮大蒜 15 克。

做法：将三七和延胡索一起洗净，晒干，研成细末备用。将紫皮大蒜洗净，切碎，剁成大蒜糊，调入三七末、延胡索末和适量的温开水，搅拌成糊状即成，可每天服 1 剂。

功效：此方具有活血行气、抗癌止痛的功效，适合于乳腺癌肺转移伴有胸胁刺痛、腹胀、舌质紫暗或有瘀斑、脉涩等气滞血瘀症状的患者。

◆ 芝麻拌双丝

食材：胡萝卜 100 克，土豆 150 克，炒芝麻 10 克，葱适量。

做法：胡萝卜、土豆切丝并用沸水焯熟，捞出滤去水分，将全部材料合在一起，加调料，撒入炒芝麻拌匀即可。

功效：本品对于乳腺癌肥胖者尤其适宜。

◆ **芦根茶**

食材：白芦根、陈葫芦瓢各 30 克。

做法：煎水代茶饮。

功效：本方可利水消肿、生津止渴。适用于乳腺癌肺转移伴有胸水、胸闷、胸痛的患者。

脑转移

- **饮食建议**

（1）患者饮食宜清淡、易消化，不应过于油腻。

（2）膳食品种多样化，荤素搭配，以满足机体所需的各种营养素。

（3）多吃有软坚散结、利水消肿、抗癌功效的食品，如薏苡仁、冬瓜、芋头、魔芋、菱角、番茄、大蒜、花椰菜、绿茶、大豆、海蜇、赤小豆等。

（4）保持大便通畅，应多吃富含纤维素的食物。

（5）少用辛辣调味品，如肉桂、茴香、花椒等。

（6）不吃各种致癌食品，如盐腌、烟熏、烧烤、煎炸、烧焦、霉变等食物。

- **推荐主食**

可参照乳腺癌未转移患者之推荐参考主食（从略）。

总体上，此类患者经常服用天麻、茯苓类食物是有帮助的。

推荐副食

◆ 鲤鱼赤豆天麻汤

食材：鲜鲤鱼1条（约1000克）、赤小豆150克，天麻10克，调料适量。

做法：鲜鲤鱼清理干净，将赤小豆、天麻洗净放入锅中，加清水，武火烧沸后改用文火煮1小时，加鲤鱼煮至熟烂即成，稍加调料淡食。

功效：本方可息风止痉、平抑肝阳、利水消肿，适宜于乳腺癌脑转移伴头晕、头痛、呕恶食少的患者。

◆ 魔芋海带丝

食材：魔芋丝300克，海带丝200克，黄瓜100克，姜、蒜、生抽、醋等调料适量。

做法：海带丝泡软，魔芋丝洗净，黄瓜洗净去皮切丝。海带丝、魔芋丝分别煮熟放入盆中，加入黄瓜丝和适量调料，拌匀即可食用。

功效：本药膳有软坚散结、解毒止痛、利水泻热的功效，可用于乳腺癌脑转移伴头晕、头痛者。

◆ 雪羹汤

食材：荸荠50克，海蜇20克。

做法：海蜇洗净泡发；荸荠去皮，洗净切片备用；先将海蜇放入锅中，加适量清水煮沸，再放入马蹄转文火，煮2小时以上至海蜇融化即可。

功效：本方有消瘀化痰、清热生津、润肠通便的功效，适用于乳腺癌脑转移伴头晕、头痛、口干、便秘等症状者。

◆ **天麻炖枸杞**

食材：天麻 15 克，枸杞子 15 克，车前子 30 克。

做法：上述食材加适量水（2000 毫升左右），武火烧沸后改用文火煮 50 分钟即可。

功效：本方有利水消肿、止眩晕等功效，适宜于乳腺癌脑转移伴头晕、头痛的患者。

乳腺癌骨转移

● 饮食建议

（1）少吃多餐，进食易消化、少脂肪、营养丰富的饮食。

（2）宜多食具有补益肝肾、强筋健骨、续伤定痛作用的药膳，用药如补骨脂、骨碎补、续断、三七、延胡索等。

（3）多吃有抗癌功效的食物，如薏苡仁、菱角、番茄、大蒜、洋葱、花椰菜、卷心菜、鱼类、绿茶、白萝卜、大豆、柑橘、海带、紫菜、麦胚芽等。

（4）由于活动受限，患者容易便秘，可鼓励患者多吃蔬菜、水果，保持大便通畅。

（5）多饮水，特别是在输注唑来膦酸时，为了减轻唑来膦酸对肾脏的毒性，嘱咐患者多饮水，保证每天尿量达到 2000～3000 毫升。

（6）忌烟、酒、辛辣刺激性食物，忌油炸、烧烤等热性食物。

● 推荐主食

可参照乳腺癌未转移患者之推荐参考主食（从略）。

总体上乳腺癌骨转移患者经常食用含动物骨的食物是有一定帮助的，但需尽可能撇净上面漂浮着的油脂，以免食用后不舒服。

● 推荐副食

◆ 板栗玉米炖排骨

食材：猪排骨150克，玉米棒100克，板栗20克，调味料各适量。

做法：猪排骨洗净，氽去血水，切段；玉米棒洗净，切断；板栗去皮，洗净。油锅烧热，将葱花、姜片爆香，下入猪排骨、玉米棒、板栗及适量清水，调入盐，炖至熟烂即可。

功效：此品具有强筋壮骨、滋阴壮阳、健脾和胃、清热利尿等功效，适合于乳腺癌骨转移伴有骨痛、乏力者。

◆ 杜仲巴戟猪腰汤

食材：猪腰2只，炒杜仲、巴戟天各15克，红皮花生20克，核桃仁50克，调味料适量。

做法：猪腰洗净，去除红色筋后切花，切完放入沸水中，加生姜、料酒、盐氽一下去除腥味；将炒杜仲、巴戟天装入纱布袋中，和红皮花生、核桃仁一起放入砂锅中，煎煮半小时，拿掉纱布袋，加入猪腰花和适量调味料，待腰花煮熟即可食用。

功效：此药膳有补肝肾、强筋骨的功效，适宜于乳腺癌骨转移伴骨质有破坏的患者。

◆ 三七鸡骨汤

食材：鸡腿骨250克，三七10克。

做法：鸡腿骨、三七洗净，鸡腿骨砸断，一并放入砂锅中，加适量清水，武火煮开，转文火炖煮 2 小时，喝汤。

功效：此药膳有化瘀止血、活血定痛的功效，适宜于乳腺癌骨转移后骨质有破坏，局部疼痛，有瘀血征象者。

◆ **骨高汤**

食材：牛骨 1000～1500 克，调料适量。

做法：牛骨敲碎、洗净，加入适量水（放入 2/3 锅的水），中火煮沸，撇去血沫，转文火炖 2～3 小时，撇去上方的油，加入料酒及调料等。也可以取猪大骨，同样方法熬与炖。

功效：牛骨含多量的脊髓组织及无机化合物等营养成分，熬制后食用，可吸收骨头里的胶原蛋白，有助于钙的吸收，强壮骨密度，改善因骨转移伴有的骨质疏松等症状。适宜于乳腺癌骨转移后骨质有破坏者。

乳腺癌晚期

· 针对恶病质，给予营养补充

晚期乳腺癌患者，由于治疗损伤、心理因素和癌肿消耗等因素的影响，营养不良发生率相当高，部分患者常有恶病质之征象，表现为厌食、进行性体重下降、贫血和低蛋白血症等，晚期还会出现疼痛、呼吸困难和器官衰竭等。恶病质是恶性肿瘤常见的致死因素，直接影响肿瘤疗效，增加并发症发生率，降低患者的生活质量，甚至影响预后。因此，给恶病质患者提供合理、有效的营养支持十分重要。

由于肠内营养符合生理，有利于维持肠道黏膜细胞结构与功能完整性，并发症少且价格低廉，因此，只要患者存在部分胃肠道消化吸收功能，就应首先考虑肠内营养。对于因解剖或功能的原因无法承受肠内营养，或肠内营养无法满足机体代谢需求的患者，肠外营养是重要的营养治疗手段，一旦患者肠道功能恢复时，应尽早过渡到肠内营养。

有些家属和患者急于尽快恢复，明知吃不下，而且消化吸收不了，硬是各种营养补品一味地"填鸭式"的强食，结果是，不但起不到补益作用，患者却表现出腹胀、腹痛等消化不良的症状，增加胃肠道负担，适得其反！

在恶病质阶段，除了治疗乳腺癌的医学手段外，家属要给患者合理"清补"，做一些易消化、高营养的膳食，同时也可应用一些促进食欲和消化，益气养血，健脾固肾类的中药，可增强膳食的补益功效。

• 推荐主食

可参照乳腺癌未转移患者之推荐参考主食（从略）。

此时由于患者状态常常较差，吸收功能弱，一定强调欲速则不达，要以患者的意愿为参照，"胃以喜为补"，她想吃什么，尽量给什么，满足其最后意愿，而别过分强调忌宜问题，包括烹饪方法等，都应该以患者的主观意愿为宗旨，尽可能予以满足。

• 推荐副食

◆ 麦神茶

食材：生麦芽 30 克，焦神曲、炒白术、陈皮各 15 克，花茶 3 克。

做法：将上料洗净，放入养生壶中，加适量清水，煮水代茶饮。

功效：本方可消食健胃、健脾益气，适宜于乳腺癌晚期伴脾虚食少、食后腹胀、大便溏或泄泻、消瘦者。

◆ **归芪乌骨鸡汤**

食材：乌骨鸡 250 克，当归 15 克，炙黄芪 30 克，生姜、料酒、调料各适量。

做法：乌骨鸡洗净、斩块。锅中水烧开，加入生姜、料酒，放入乌骨鸡块，焯去血水。捞出鸡块，连同洗净的当归和炙黄芪放入砂锅中，武火烧沸后，转文火炖煮 2 小时，加适量调味料即可。

功效：本方可益气养血、补益肝肾、润肠通便，适宜于乳腺癌晚期患者见气血亏虚、体弱、营养状况欠佳的患者。

◆ **虫草香菇炖豆腐**

食材：虫草花 10 克，香菇 20 克，老豆腐 200 克，清汤、调料各适量。

做法：先将食材洗净，香菇切丝，与豆腐同入油锅，熘炒片刻，加清汤少许，文火烧煮 30 分钟，加适量调味料即成。

功效：本方可补肺益肾、止血化痰、健脾开胃、抗癌，适合于乳腺癌晚期伴体虚、胃口欠佳、消化能力弱者。

饮食防癌抗癌宜忌速查表

▲ 可能有防治作用　　★ 已明确有防治作用　　● 明确增加风险　　■ 可能增加风险

类别	口腔癌	鼻咽癌	食管癌	肺癌（吸烟者）	肺癌（非吸烟者）	胃癌	胰腺癌	胆囊癌	肝癌	肠癌	乳腺癌（绝经前）	乳腺癌（绝经后）	卵巢癌	子宫内膜癌	宫颈癌	前列腺癌	肾癌	膀胱癌	皮肤癌
薯类										▲	▲	▲							▲
含膳食纤维食物			▲	▲	▲	▲	▲			★	▲	▲		▲					
全谷物食物										★									
绿色蔬菜	▲		▲	▲	▲	▲			▲	▲	▲	▲				▲	▲	▲	▲
十字花科蔬菜			▲	▲	▲	▲			▲	▲	▲	▲							
非淀粉类蔬菜	▲																		▲
大蒜			▲	▲	▲	★				★									
水果	▲	▲	▲	▲	▲	▲			▲							▲	▲		▲
柑橘类水果					▲														
豆类			▲			▲			▲	▲						▲			
坚果			▲				▲			▲	▲					▲			
菌菇类			▲	▲							▲								
高剂量β-胡萝卜素补充剂				●															
胡萝卜素/类胡萝卜素食物					▲							▲							
含番茄红素食物									▲							★	▲		
含维生素C食物		▲	★	▲		▲				▲				▲					
含硒食物				▲	▲				▲							▲			
黄曲霉毒素									■										
辣椒		■		●		■		■		■						■		■	
红肉	■		■	■	■	■				●	■	■	■	■					
加工肉制品	■		■	■	■	■				●		■							
鱼			▲						▲	▲				▲					
广式腌鱼		●						■									■		
熏制食物	■	■		■		■		■	■			■							
烧烤食物	■			■		■													
牛奶										▲	▲					■			▲
乳制品										★						■			
盐和腌制品		■	●			●													
甜食			■	■		■				■									
快餐	■		■	■		■					■							■	
含砷饮用水				●	●												■	■	●
绿茶	▲		▲		▲					▲					▲			▲	
高温饮料	●		■			■													
含糖饮料						■			■					■					
维生素E											■	■				▲			
体育锻炼			▲	▲	▲				▲	★	★	★	▲	★	▲				
吸烟	●	●	●	●		●	●		●	●							●	■	
酒类	●		●	■		■			●	●	●	●							▲
久坐			■							■									
肥胖	●					●	●	●	●	●		●	●	●		●	●		
腹部肥胖							●			●									
哺乳											★	★	▲						
咖啡	▲								★					★					▲
含钙食物										★	▲					■			

注：该表由何裕民教授领衔的中医学和合学派专家团队，在40多年饮食抗癌研究的基础上，结合新版《饮食、营养、体育活动和癌症：全球视角》指南研制而成。